Kinder mit Pferden stark machen

Kinder mit Pferden stark machen

Heilpädagogisches Reiten und Voltigieren

von Inge-Marga Pietrzak

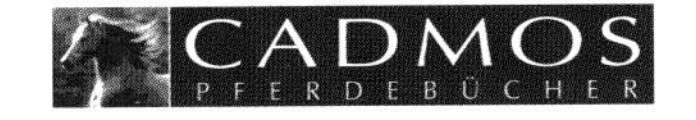

Dank

meinem Mann Reiner, der mich wie bei all meinen Vorhaben auf seine konstruktive Weise unterstützt hat, in Liebe.

Hinweis:
Die Namen und Lebensumstände der Kinder in den Fallgeschichten wurden mit Rücksicht auf ihre Anonymität verändert oder sind rein fiktiv.
Die Fotos zeigen selbstverständlich nicht die in den Geschichten erwähnten Kinder!
Mein Dank gilt den Eltern, die die Veröffentlichung der Fotos ermöglicht haben.

Gestaltung und Satz: Ravenstein Brain Pool
Titelfoto und Innenfotos: Ralph Fromm
Druck: Westermann Druck, Zwickau

Printed in Germany

ISBN 3-86127-359-4

INHALT

Vorwort
Pferdenärrisch

Einleitung
Ross und Reiter

Kapitel I
Mit Pferden helfen

Kapitel II
Im Dickicht der Kindheit

Kapitel III

Mit sich und der Welt im Gleichgewicht

Kapitel IV

Erfahrung Pferd

Kapitel V
Die tragende Kraft der Pferde

Kapitel VI
Die mittragende Rolle der Eltern

Kapitel VII
Qualitätsmerkmale und Kosten

Pferdenärrisch-

Von der Narretei zur Berufung

„Adieu“ sagte der Fuchs. „Hier ist mein Geheimnis. Es ist ganz einfach: Man sieht nur mit dem Herzen gut. Das Wesentliche ist für die Augen unsichtbar.

Aus: Der kleine Prinz, Saint-Exupéry

Ich war eines dieser pferdenärrischen Mädchen, die man in allen Pferdeställen antrifft. Mädchen, die nur ein Thema kennen, nämlich Pferde. Darüber redete ich bei jeder Gelegenheit und entnervte damit die ganze Familie. Ich malte die Schulhefte mit Pferdeköpfen voll und war häufiger in der Reitschule als in der Klasse meiner Grundschule anzutreffen. Pferdeställe gaben mir das Gefühl von Geborgenheit und Frieden. Für dieses Gefühl nahm ich viel in Kauf, denn meine Begeisterung für die Menschen in diesen Ställen hielt sich sehr in Grenzen und manche fürchtete ich geradezu. Doch um dort geduldet zu werden, putzte ich jedes Pferd mit Hingabe, wenn man mich darum bat. Ich nahm lange Wege, frühes Aufstehen und bitterkalte Witterung auf mich, wenn mir zum Lohn auch nur ein kurzer Ritt auf dem Rücken eines Pferdes winkte, der für mich den Inbegriff der Freiheit schlechthin bedeutete. Ich ließ mich wie viele meiner Leidensgenossinnen von hochfahrenden Pferdebesitzern demütigen, von hagestolzen Reitlehrern herumkommandieren und von zahnlosen, fuseligen Stallburschen davonja-

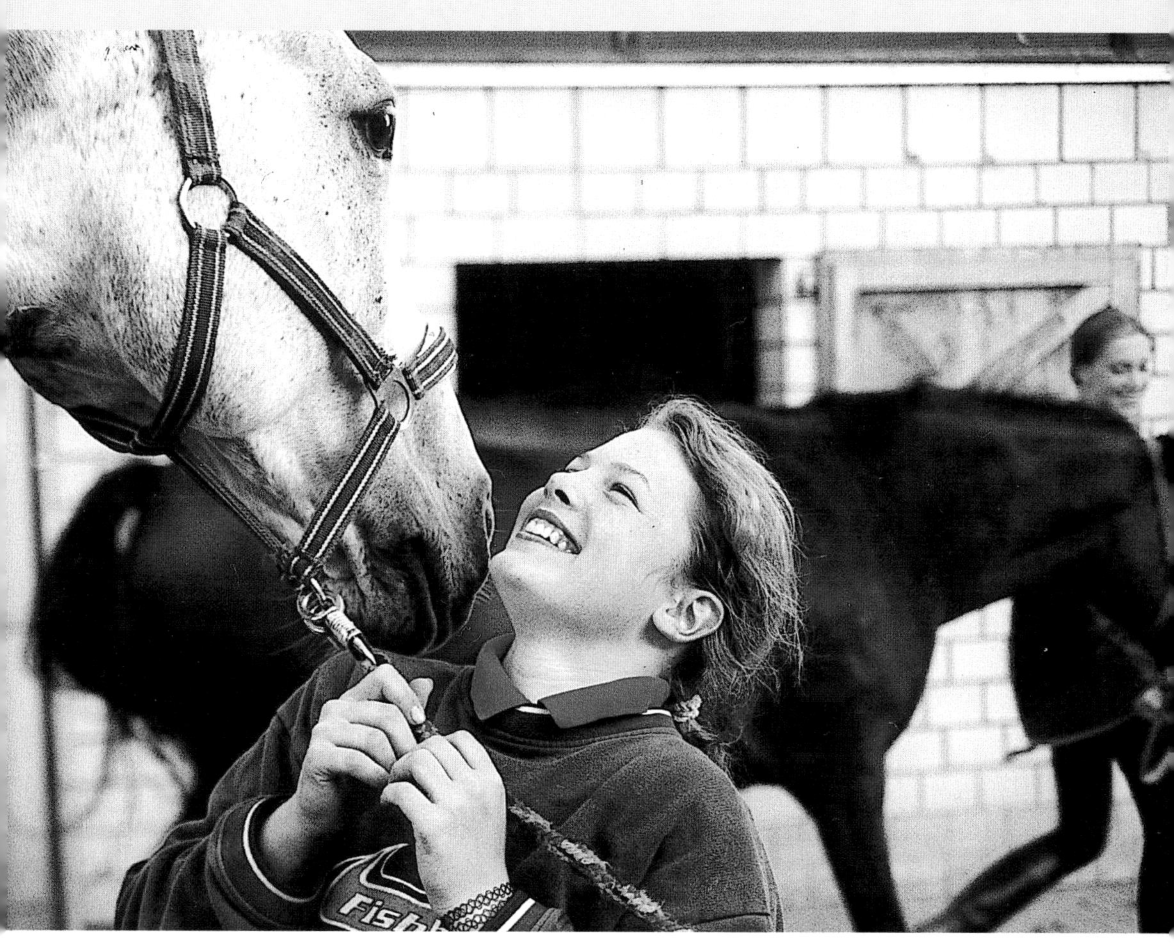

Mädchen lieben Pferde ...
Foto: Inge-Marga Pietrzak

gen. Nicht dass ich das Verhalten der Menschen nicht durchschaute oder es mich nicht kränkte, nein, es war einfach diese starke Anziehungskraft der Vierbeiner, die mich trotz allem immer wieder in die Reitställe zog. Manchem mag das kitschig erscheinen, und doch teile ich dieses Erleben mit unzähligen Frauen und Mädchen, die genau die gleiche Erfahrung gemacht haben.

Während meiner Pubertät wendete sich mein Interesse von heute auf morgen dem anderen Geschlecht zu und auch diese Erfahrung teile ich mit vielen Frauen. Das Pferdeinteresse trat in den Hintergrund, während ich an der Gesamthochschule Kassel Sozialwesen studierte und mein freies Studentenleben in vollen Zügen genoss. Es folgten die ersten Berufserfahrungen

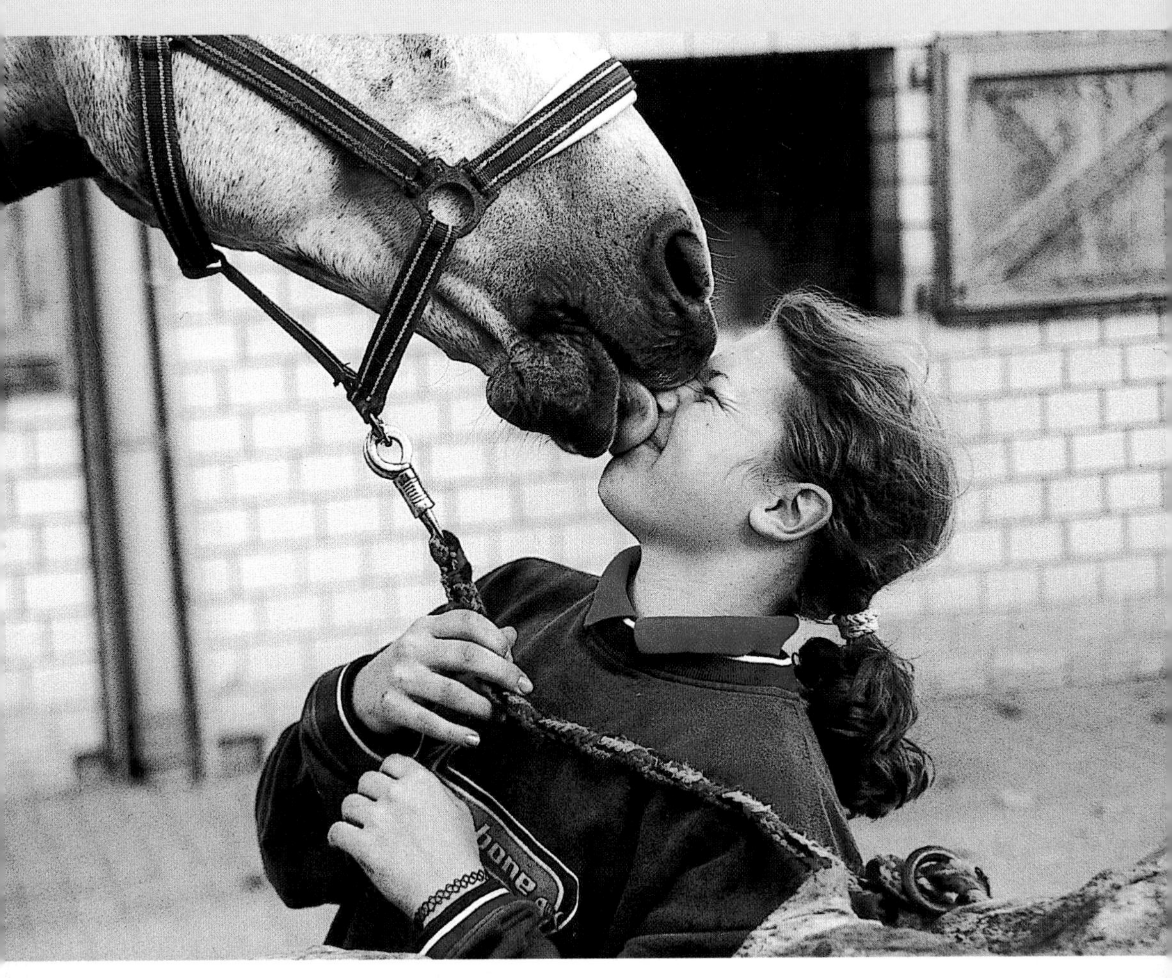

...aber auch Pferde lieben Mädchen. Foto: Inge-Marga Pietrzak

im sozialen Bereich, die erste Ehe und mein erstes Kind. Ich engagierte mich in der Landespolitik und heiratete ein zweites Mal, bevor mich eine schwere Erkrankung dazu zwang, mein Leben neu zu überdenken. Mit dem Überdenken kam auch die Rückbesinnung auf die Dinge, die mir gut getan hatten, die mich körperlich, seelisch und geistig gestärkt hatten und da galoppierten mir zum ersten Mal seit langem wieder die Pferde durch den Kopf. Im Alter von 32 Jahren begann ich erneut mit dem Reiten in einem Schulstall. Wieder atmete ich die ammoniakgeschwängerte Luft und den Duft von Stroh und Heu und hörte nach langem das Scharren und Mampfen der Pferde im Stroh. Umgehend stellte sich das Gefühl von Geborgenheit und tiefem Frieden ein, es war wie nach Hause kommen nach einer langen Reise. Im Umgang mit den Pferden und dem vorsichtigen Reiten darauf wurde ich allmählich wieder gesund.

In „meinem neuen Reitstall" unterdessen beobachtete ich mit großem Interesse die Gruppen der Kinder beim Voltigieren. Kurzerhand erklärte ich mich bereit, das Voltigieren im Verein ehrenamtlich zu übernehmen. Ich setzte meine beruflichen pädagogischen und sozialtherapeutischen Kenntnisse für die Kindervoltigiergruppen ein und motivierte größere und begabte Mädchen dazu, Verantwortung für die Gruppen mit zu übernehmen. Nebenbei erwarb ich unter großem persönlichem Einsatz die Trainerlizenz als Voltigierwart. Während dieser Ausbildung traf ich auf Menschen, die das Pferd therapeutisch einsetzen wollten, die sich zum Reit- oder Voltigierpädagogen am Kuratorium Therapeutisches Reiten ausbilden ließen. Damit hatte ich endlich meine Berufung gefunden, die ich nun seit 1990 und seit 1997 im Rahmen meiner heilpädagogischen Praxis Centaury ausübe. Mittlerweile ist auch die Arbeit mit Erwachsenen auf dem Pferd hinzugekommen. Immer aber steht die Begegnung zwischen Pferd und Mensch im Mittelpunkt meiner Arbeit.

Meine **Lebensgeschichte** hat mich die heilsame Kraft der Pferde erkennen lassen. Täglich beobachte ich, wie Kinder und Erwachsene durch Pferde positiv unterstützt und gestärkt aus dem Kontakt mit ihnen hervorgehen. Trotz aller erklärbaren Zusammenhänge bleibt es für mich am Ende ein Wunder, dass Pferde uns diese Erfahrung ermöglichen.

Ross und Reiter –

Ein Stück gemeinsame Entwicklungsgeschichte

Ein Buch über die heilpädagogische Arbeit mit Pferden ist immer auch ein Buch über Pferde – Tiere, die seit Menschengedenken unsere Lasten tragen, uns tragen und ertragen. Über die Arbeit mit Pferden zu schreiben ohne zu schwärmen ist geradezu unmöglich. Die Begegnung mit ihnen ist immer ein Erlebnis, das den Menschen in seiner Seele berührt. Vielleicht deshalb, weil unser Schicksal seit Jahrtausenden mit dem der Vierbeiner verbunden ist.

Immer hat das Pferd die Phantasie der Menschen beflügelt wie der geflügelte Pegasus selbst, der in der griechischen Mythologie den Sonnenwagen über den Himmel zieht. Oder die sagenhaften Einhörner, die als Symbol für Liebe und Reinheit, aber auch das Unbewusste in der keltischen Mythologie stehen. Die Zentauren, die halb Mensch, halb Pferdegestalt die tierisch wilde Natur des Menschen darstellen und zur Kultivierung der Triebe mahnen. Die klapprige schwarze Mähre, auf der der Tod als Sensenmann daherkommt, und nicht zuletzt die weiße Stute als Symbol des Lebens schlechthin. Ein ganzes Kaleidoskop menschlicher Träume, Sehnsüchte und Ängste menschlichen Werdens und Vergehens wird in der Pferdegestalt symbolisiert, ein Archetypos (griech. Urbild), wie C. G. Jung es beschreibt, der im

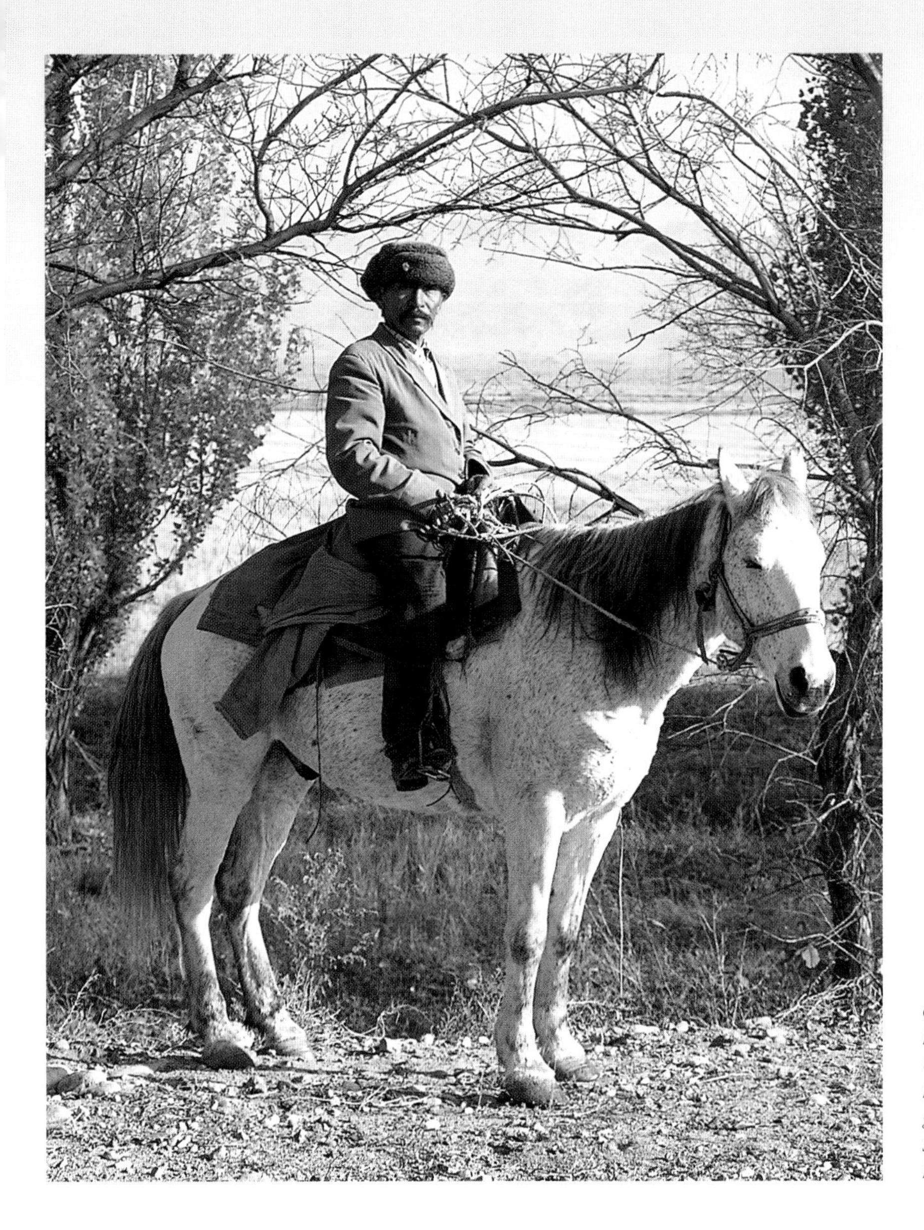

Ohne Pferd wäre die Besiedlung und Urbarmachung der Erde nicht denkbar gewesen. Für den stolzen Kirgisen ist sein Pferd ein Statussymbol.

kollektiven Unbewussten der Menschheit fest verankert ist. Immer aber war auf der realen Ebene das Pferd Inbegriff von Kraft, Freiheit, Schönheit, Eleganz und Schnelligkeit. Es half als Reit-, Last- und Zugtier, größere Entfernungen zu überwinden und damit Grenzen hinauszuschieben. Damit ist sein Dienst an der Menschheit mit der Entdeckung des Feuers gleichzusetzen. „Der Mensch allein ist nichts, erst auf dem Pferd wächst er über sich hinaus", sagt einer der bedeutendsten Pferdemänner Islands, wo das Pferd heute noch viel gegenwärtiger und bedeutungsvoller für das Leben der Menschen ist. Die Wikinger, die Vorfahren der Isländer, glaubten, dass Pferde wie Menschen nach dem Tode weiterleben und sich die Besten von ihnen im Totenreich wieder begegnen.

Missbraucht wurde der friedliche Pflanzenfresser als Kampfgefährte über weite Epochen der Menschheitsgeschichte. Sein Blut mischte sich mit dem vieler Krieger. Von Feinden niedergemetzelt, misshandelt, gestohlen oder requiriert, hat es unsägliches Leid ertragen. Die glanzvolle hohe Schule der Wiener Hofreitschule geht in ihrem Ursprung auf eine militärische Nahkampfausbildung von Pferd und Reiter zurück. Auch die klassische Reiterei gründet auf dem militärischen Einsatz von Pferden. Selbst der Voltigiersport, heute Breiten- und Spitzensport für Kinder und Jugendliche, hat seinen Ursprung in der Ausbildung der jungen Rekruten für die Kavallerie.
Friedlich und mit unendlicher Geduld hat das Pferd durch Jahrhunderte Wagen und Pflüge über Straßen, Wege und Felder gezogen. Ohne seine dienstbare Kraft und Geduld wäre die Besiedlung der Erde, sie urbar und fruchtbar zu machen, kaum möglich gewesen. Bedeutende Männer der Geschichte schmückten sich mit edlen Pferden, und viele hatten eine tiefe Beziehung zu ihnen wie beispielsweise Alexander der Große zu seinem Streitross Bucephalos, dem er aus Dank für dessen Treue ein Mausoleum bauen ließ. Oder Sir Lancelot, Ritter der Tafelrunde König Arthurs, der als ausgezeichneter Pferdeausbilder von sich reden machte.

Herrscher großer Reiche verfügten sogar, dass ihre Pferde mit ihnen beerdigt wurden, und Geheimrat Goethe galt als leidenschaftlicher Reiter und Pferdefreund. Bei einer Reise durch Sizilien 1787 legte er beispielsweise vom 18.04. bis zum 10.05. des Jahres 450 Kilometer auf dem Pferderücken zurück. Während die reitenden Männer der Geschichte bewundert wurden, fürchtete MANN die Pferdefrauen dieser Welt wie beispielsweise das streitbare Reiterinnenvolk der Amazonen oder Lady Godiva, die ob ihrer Heldentat in England noch heute verehrt wird. Frauen mussten sich die Pferde und das Reiten erst gegen den Widerstand der Männer erobern. Deshalb waren es besonders unabhängige, selbstbewusste und kämpferische Frauen, die sich das höchste Glück auf dem Rücken der Pferde einfach nahmen. Fest

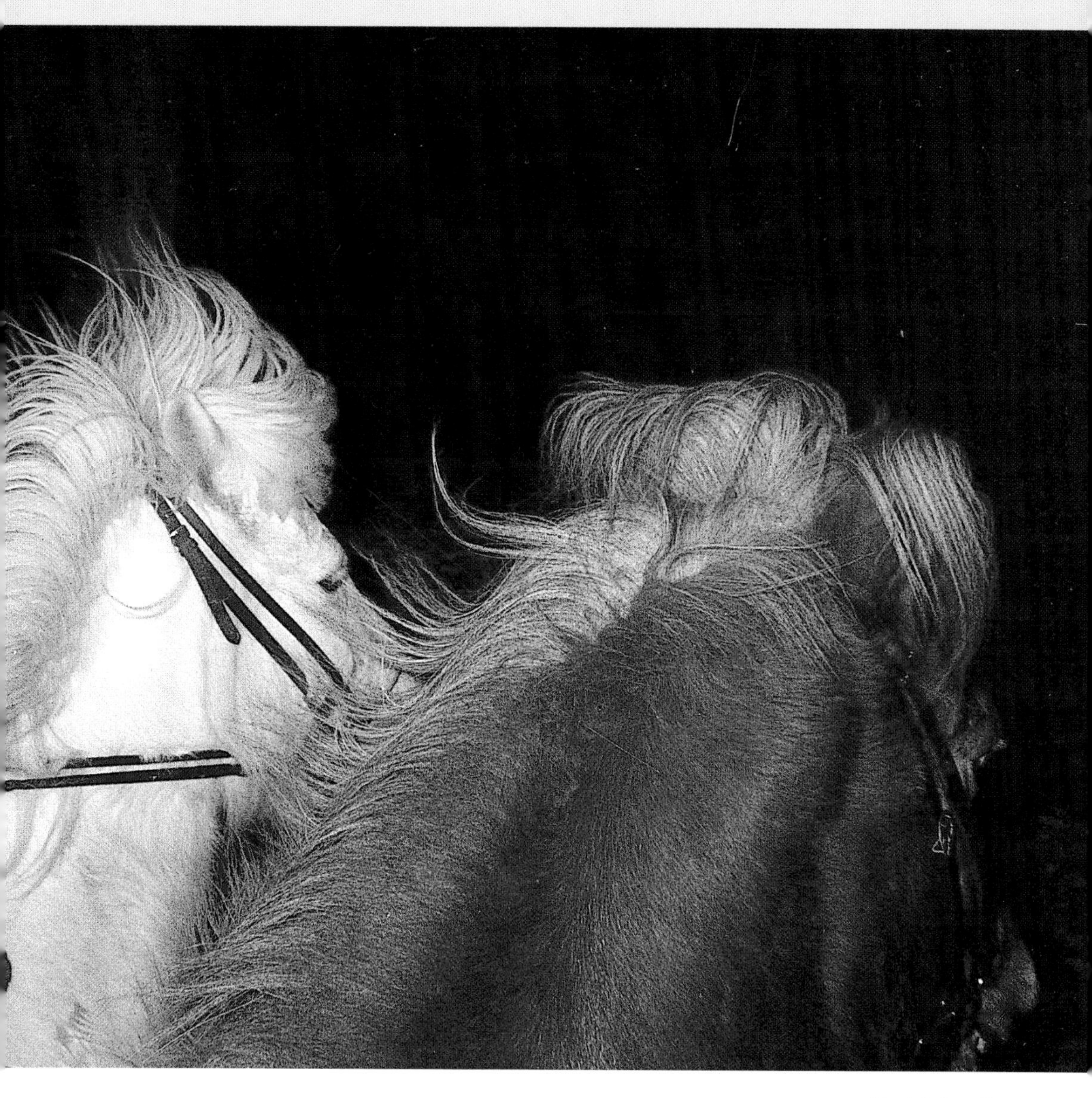

Pferde haben die Menschheit mobil gemacht. Heute bringen sie uns zurück zu maß- und taktvoller Beweglichkeit. Foto: Carola Schmeil

steht: Pferde haben die Menschheit mobil gemacht. Heute, in einer Zeit ruheloser Mobilität führt uns das Pferd wieder zurück zu maß- und taktvoller Beweglichkeit. In einer Zeit, in der wir unsere Wurzeln in der Natur fast verloren haben, kann uns das Pferd zu unserer Natur zurückführen, zu Lebendigkeit, Gesundheit und Lebensfreude. Die heilsame Wirkung des Pferdes auf die seelische, geistige und körperliche Gesundheit des Menschen wurde bereits in der Antike von Hippokrates und Xenophon erkannt und hoch gepriesen. Heilsam ist das Pferd aber nicht aus sich heraus.

Das Pferd ist weder Therapeut noch Pädagoge noch Arzt, es ist wie es ist. Durch den fachgerechten Einsatz können wir heute mit Pferden Kindern, Jugendlichen und Erwachsenen helfen, ihr Leben zu meistern. Dies ist das Ziel des heilpädagogischen Voltigierens/Reitens (HPV/R). Wie wir Reit- und Voltigierpädagogen dabei Pferde sinnvoll einsetzen und auf welche Weise der kleine oder große Mensch dadurch positiv beeinflusst wird, ist Gegenstand dieses Buches. Es geht dabei um Kinder und Jugendliche, die durch Ängste blockiert, durch innere Unruhe getrieben, durch so genannte Wahrnehmungsstörungen irritiert und durch fehlendes Selbstwertgefühl verunsichert sind.

Da wir mit dem Pferd sowohl auf der körperlichen Ebene arbeiten als auch durch die Beziehungsarbeit mit ihm geistige und seelische Bereiche der Menschen ansprechen können und darüber hinaus auch den sozialen und intellektuellen Bereich schulen können, wirkt diese Form heilpädagogischer Arbeit ganzheitlich. Das Pferd ist durch sein So-Sein darauf angelegt, uns bei fachkundiger Anleitung in allen Facetten des Menschseins zu erreichen und zu unterstützen. Pferde haben Menschen geholfen, sich die Erde untertan zu machen – sie zu erobern, bewohnbar und fruchtbar zu machen. Der technologische Fortschritt hat ihre Dienste scheinbar überflüssig gemacht. Heute trägt das Pferd hauptsächlich die geistig-seelische Entwicklung der Menschen weiter, ohne die sich der technologische Fortschritt zu einer Selbstvernichtungsmaschine verselbstständigt. „Kinder mit Pferden stark machen“ ist deshalb auch eine Option für die Zukunft.

Mit Pferden helfen

Von der heilsamen Notwendigkeit des Tierkontaktes

Junge Kinder betrachten Tiere als beseelte Mitgeschöpfe. Sie sprechen mit ihnen, als seien sie verzauberte Feen, Prinzen oder Zwerge. Sie leiden mit ihren pelzigen Freunden, wenn diese krank oder verletzt sind. Sie trauern um sie, wenn sie gestorben sind, wie um einen menschlichen Freund. Kinder wissen intuitiv, dass jedes Tier, auch wenn es der gleichen Art angehört, doch unterschiedlich und somit einmalig ist. Interessiert beobachten Kinder das tierische Liebesspiel und sehnen die Geburt von Tierkindern genauso herbei wie ein menschliches Geschwisterchen.

Tiere regen die Phantasie der Kinder an, sie bedeuten den Zugang zu einer anderen Welt. Einer Welt ohne Worte, in der die Geste zählt, denn über Körpersprache verständigen sich Mensch und Tier. In dieser Welt hat jeder seinen Wert, ob er nun schön oder hässlich, krank oder gesund, arm oder reich ist. Oft üben gerade hässlich erscheinende oder verkrüppelte Tiere einen besonderen Reiz auf Kinder aus. Die mitfühlende Seele des Kindes, die das Tier auch immer für einen verzauberten Menschen hält, der Erlösung sucht, will helfen, das Tier gesund zu pflegen und es gerade wegen seiner Hässlichkeit zu lieben und nicht zu verstoßen. Für das Kind zählt nicht, ob sein Spielgefährte ein teurer und seltener Rassehund mit guter Abstammung ist. Wenn Sie, liebe Leser, ein Tier streicheln, streicheln

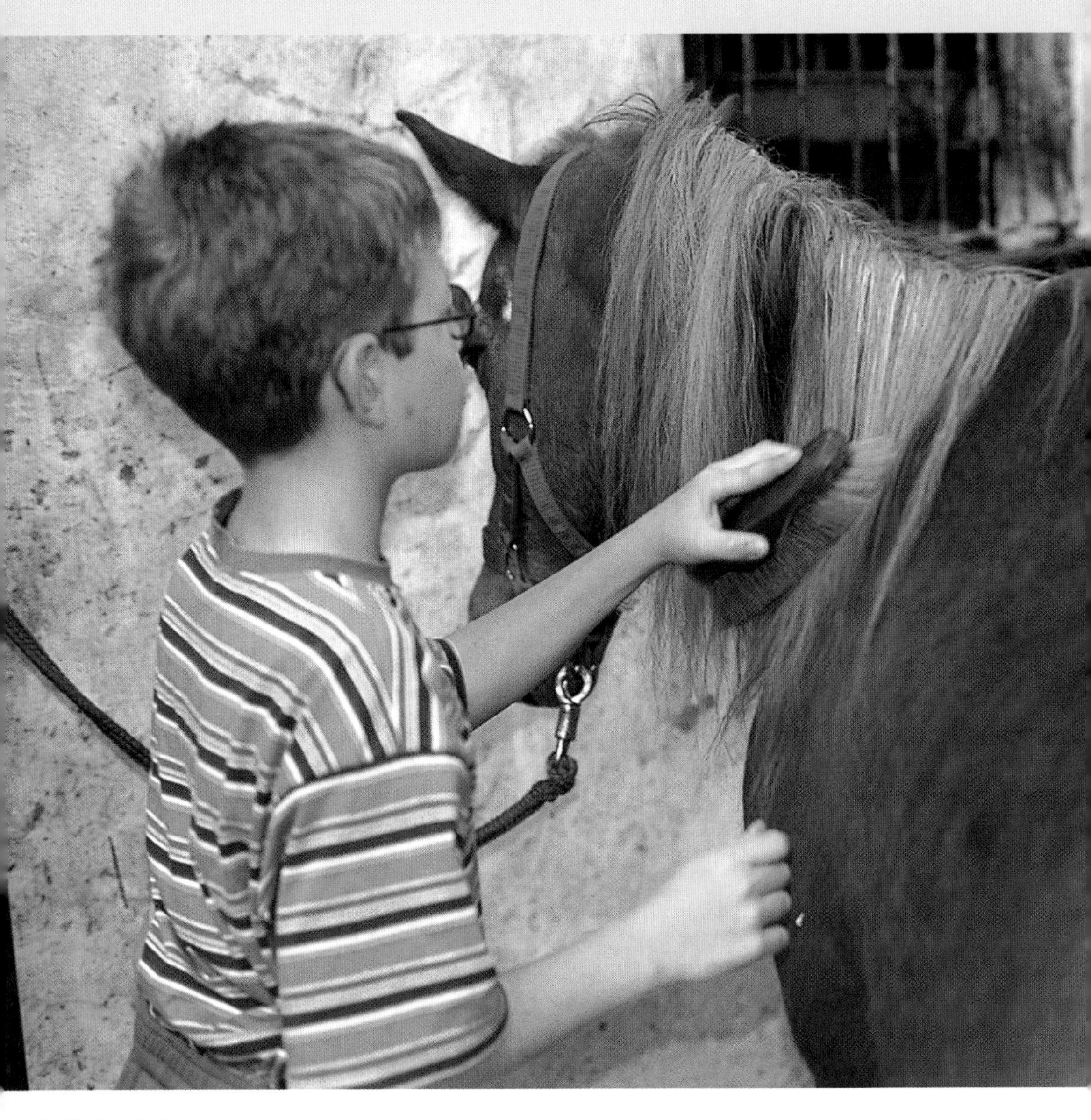

Im Tierkontakt kann man wortlos lernen, was dem anderen gefällt und was er nicht mag. Diesem Pony scheint die Fellpflege zu behagen.

Sie immer auch sich selbst; Sie verpassen sich Streicheleinheiten, von denen jeder weiß wie wichtig sie sind. Ist das Tier ordentlich flauschig und schnurrt oder räkelt sich behaglich unter Ihrer Hand, senkt sich Ihr Blutdruck, Sie werden ruhiger.

Jeder Mensch reagiert auf Tiere emotional. Er hat Angst oder reagiert mit Freude, Neugier oder Ekel. Nie ist es eine kopfgesteuerte Reaktion, der

Mensch ist ganz Mensch ohne Kontrolle durch den Verstand. Auch das Tier reagiert intuitiv und instinktiv, es entfernt sich, schmiegt sich an, gibt Drohgebärden von sich – je nach Art, Gegenüber und Vorerfahrung. Damit erfährt der Mensch intuitiv etwas über sich – er kommt mit sich selbst in Kontakt, egal wie das Ergebnis ist, denn das Beste an den Tieren ist: sie reden nicht, sie fühlen und nehmen Dinge an uns wahr, die sie durch ihre Reaktion zeigen und die wir nicht durch Worte verändern können, es sei denn wir legen den richtigen Impetus in unsere Worte, versuchen, sie mit Leckereien zu ködern oder durch geschickte Streichelei bei uns zu halten und mehr in Kontakt zu gehen. Wir versuchen die Wünsche und Stimmungen des Tieres zu erkunden und werden aktiv. Und da sind wir an einem Punkt angekommen, der den Tierkontakt so wichtig macht: Sie und vor allem Ihr Kind lernen, sich auf ein Gegenüber gefühlsmäßig so einzustimmen, dass nicht die eigenen Bedürfnisse im Vordergrund stehen, sondern die des anderen.

Der andere ist in diesem Fall nicht mit Sprache ausgestattet, sondern bleibt in seiner Art wie er ist, und die Aufgabe des Gegenübers ist es herauszubekommen, was dem anderen gefällt, was er kann und wozu er nicht fähig ist. Auch wenn wir Menschen von gleicher Art sind, so lehren uns doch die Tiere auf wortlose Weise zu verstehen, zum Beispiel Körpersignale zu lesen und danach zu handeln, Vorsicht walten zu lassen und behutsam zu sein, oder auch mal einen kleinen Klaps zu geben, wenn die Aufdringlichkeiten zu weit gehen, also Grenzen zu setzen.

Für Tiere muss man sorgen, sie füttern, pflegen, ihren Stall sauber halten. Tiere sind ungeniert in ihren natürlichen Äußerungen. Sie essen nicht, sie fressen. Sie säubern sich nicht hinter verschlossenen Badezimmertüren. Sie stinken, wenn wir nicht für Sauberkeit sorgen. Sie verhungern, wenn sie nicht gefüttert werden. Sie werden krank, wenn sie nicht bekommen, was sie brauchen. Tiere paaren sich ungeniert öffentlich, sie gebären öffentlich und sie sterben vor unseren Augen. Alles was wir Menschen im Verborgenen tun, ja, was wir unseren Kindern zu verheimlichen suchen, tut das Tier ganz ungeniert auf ganz natürliche Weise. Und auch wenn wir Menschen uns so viel Mühe geben, das Tier in uns zu verleugnen, es ist doch da und wir erleben diesen Teil in uns mit Freude, Angst oder Trauer immer wieder.

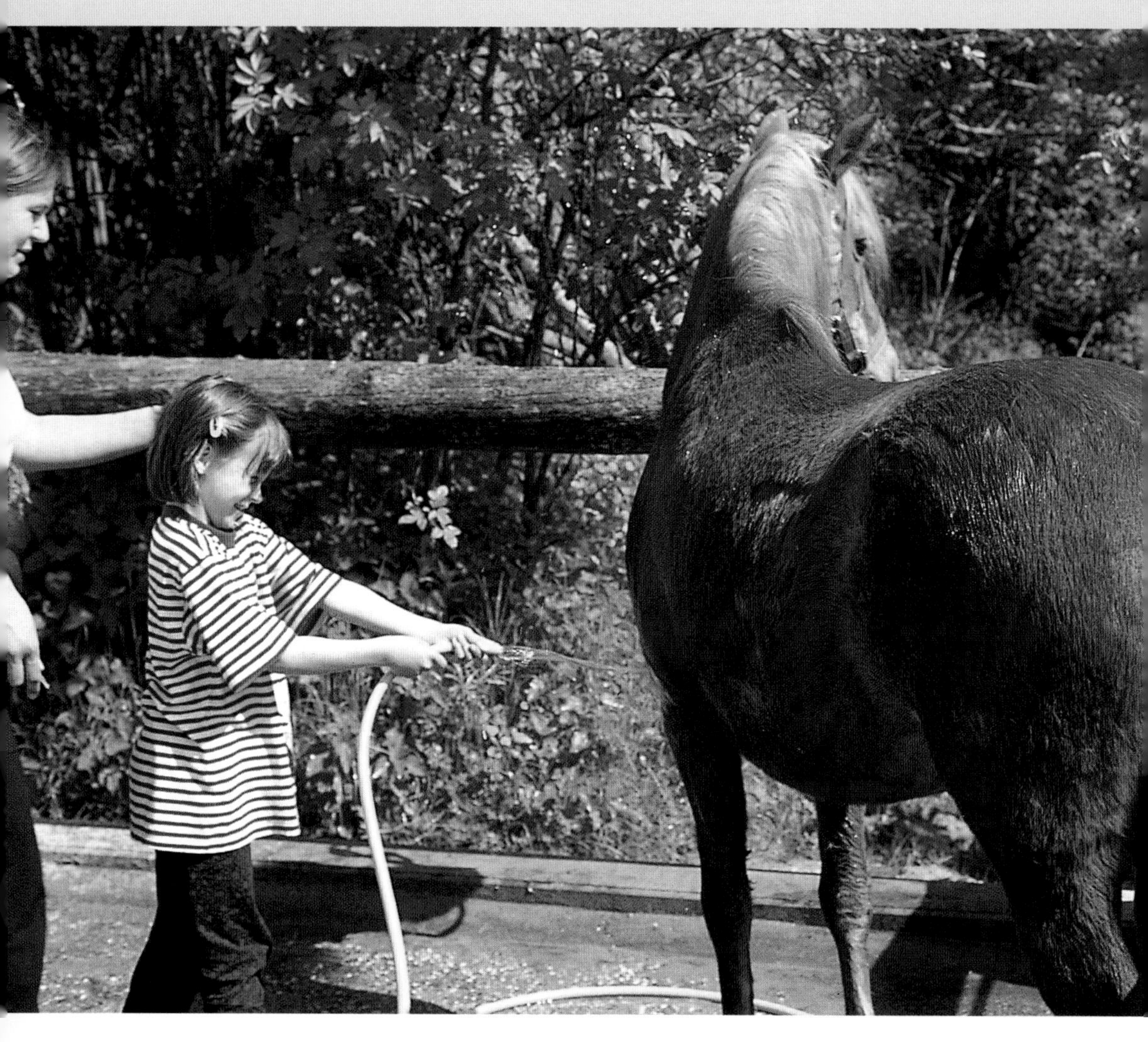

Tiere müssen gepflegt werden, damit sie nicht verwahrlosen. Blicka werden im heißen Sommer gerade die Beine gekühlt. Das kleine Mädchen lernt dabei, für andere zu sorgen. So erweitert es seine soziale Kompetenz.

Kurzum, Ihr Kind hat die Möglichkeit zu unbegrenztem sozialem Lernen im Kontakt mit dem Tier. Der Mensch bleibt ein soziales Wesen, ist verletzlich und auch weiterhin sterblich. Er ist in seinem Wohlbefinden und damit auch in seiner Leistungsfähigkeit immer auf den wohlwollenden Zuspruch, das verlässliche Umsorgen und die zärtliche Hingabe seines Gegenübers angewiesen. Diese guten Gaben aber kann er auf Dauer nur erhalten, wenn er selbst dazu fähig ist.

Dies in jungen Jahren schon gelernt zu haben, ist ein Pfand fürs Leben und Tiere können dabei helfen.

Die Pferdekraft

„Als Gott das Pferd erschaffen hatte, sprach er zu dem prächtigen Geschöpf: Dich habe ich gemacht ohnegleichen. Alle Schätze dieser Erde liegen zwischen deinen Augen. Du sollst fliegen ohne Flügel und siegen ohne Schwert."

Koran

Menschen fühlen sich von den verschiedensten Tieren angezogen oder abgestoßen. Jedes Tier bietet uns spezielle Formen des Lernens an. So erfordert beispielsweise die Haltung einer Schildkröte viel abwartende Geduld, denn sie ist langsam und eigenbrötlerisch. Die Katze lehrt uns das Loslassen in Beziehungen, denn sie will selbstständig sein und ihre eigenen Wege gehen, und der gute Hund fordert von seinem Frauchen verlässliche Zuwendung und liebevolle Führung.

Die Naturvölker verstanden sich schon immer auf das Betrachten der Tiere. Ihre Heiler, die Schamanen, sprechen auch von so genannten Krafttieren und ihrer Medizin. Medizin ist dabei nichts zum Einnehmen, sondern das, was die Tiere den Menschen lehren, wenn sie sich mit ihnen intensiv und auf bestimmte Weise beschäftigen. Auch hier ist der Gesundheitsbegriff ganzheitlich zu verstehen, also gleichermaßen körperlich, seelisch und geistig. Geistige Gesundheit führt in dieser Vorstellung immer zur Harmonie mit dem Universum, zur Achtung des Lebens und zum Schutz der Mutter Erde. Übersetzt würden wir von einem umfassenden ökologischen und sozialen Bewusstsein sprechen. Tiere werden in diesem Denken als Mitgeschöpfe betrachtet, die uns Lektionen erteilen, an denen wir wachsen sollen. Das Pferd nimmt in diesem Heilsystem eine zentrale Rolle ein. In der hawaiianischen Huna-Lehre steht das Pferd für die Kraft der allumfassenden Liebe, der Delphin beispielsweise für das Gewahrsein und der Vogel

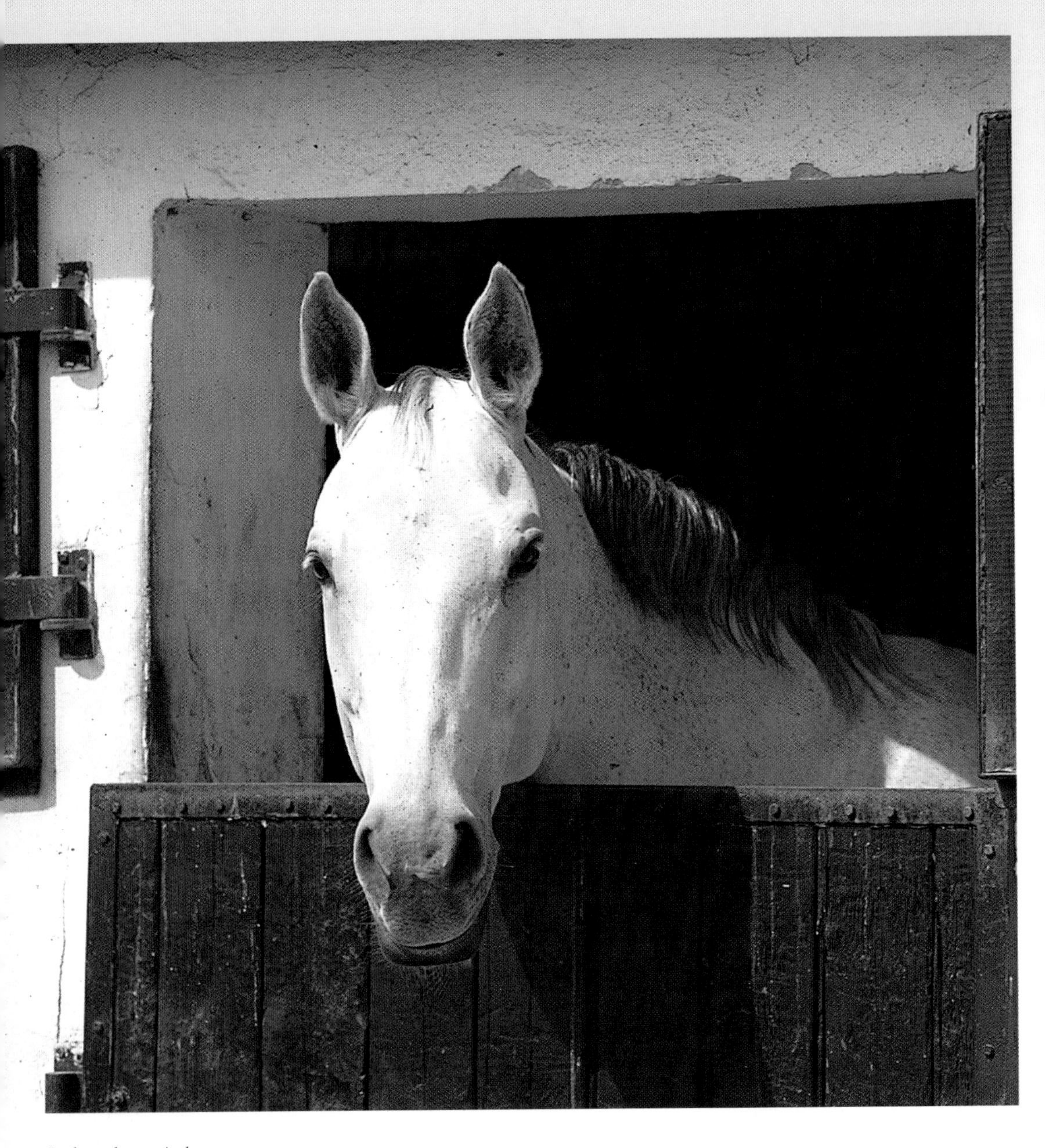

In der schamanischen Tradition verkörpert das weiße Pferd die Weisheit und Liebe. Ob man die so einsperren darf?

für die Freiheit. Die indianischen Schamanen und die Maya ordnen dem Pferd die Kraft oder besser gesagt die Energie zu. Das Pferd steht für physische Kraft und überirdische Macht gleichermaßen. Es symbolisiert die Macht des Schamanen, des Heilers, sich mit den himmlischen Kräften zu verbinden. Somit ist es ein Sinnbild für die Kraft der Intuition. Unterschiedliche Fellfarben der

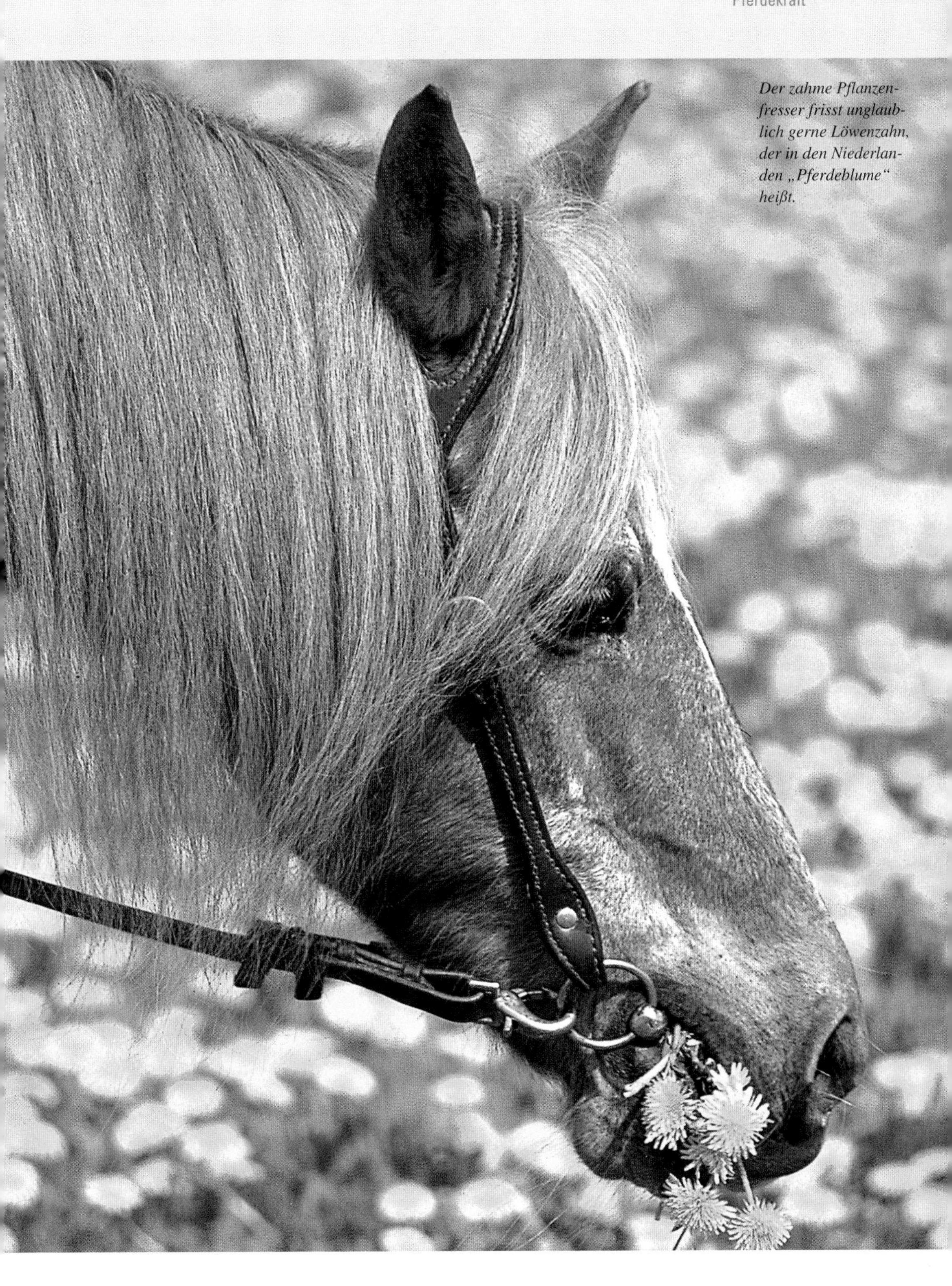

Der zahme Pflanzenfresser frisst unglaublich gerne Löwenzahn, der in den Niederlanden „Pferdeblume" heißt.

Tiere beinhalten bestimmte Aspekte des Weges zu dieser Macht. Der schwarze Hengst steht für die Leere in der Meditation, der gelbe für die Erleuchtung, der rote für den Humor und schließlich der weiße Hengst für die Weisheit der Liebe. In dieser Tradition des Heilens wird das Pferd archetypisch, das heißt, als Urbild oder Uridee der Menschheit gebraucht. Archetypen sind als Urbilder im kollektiven Unterbewusstsein der Menschheit verankert. Sie bevölkern unsere Träume, leben in Mythen, Sagen und der Kunst und bestimmen auf unbewusste Weise unser Denken und Handeln.

Der Psychoanalytiker C. G. Jung (1875–1961) entwickelte die Lehre vom kollektiven Unterbewussten und den Archetypen. Nach seinen Erfahrungen vermag das Pferd als Archetypus geradezu kaleidoskophaft jedem etwas zu bieten. Es zeigt sich für jeden so, wie es vom Betrachter gesehen werden soll: ein Kind, die große Mutter, die weise alte Frau, das verschlingende Ungeheuer, der weise alte Mann, der aggressive Potenzprotz oder tragende Vater, Animus und Anima. Das Pferd ist somit in der Psychotherapie eine riesige Projektionsleinwand für die verschiedensten Wünsche, Ängste, Gefühle und Träume der Patienten.

In der anthroposophischen Weltsicht steht das Pferd unter den Tieren als Zehenspitzengänger dem Himmel am nächsten, ausgestattet mit hoher Intuition, Güte und Demut. Es ist Sinnbild und Träger der Musik, die als Himmelsgeschenk zu uns kam.

Aus der Vogelperspektive betrachtet ähnelt der Pferdekörper einem großen Kontrabass und seine Gangarten Schritt, Trab und Galopp geben den Rhythmus der Musik vor. Ähnlich wie die Schamanen der Indianer bewertet die Anthroposophie das Besteigen des Pferderückens durch den Menschen als eines der größten Kulturereignisse, das als von unschätzbarem Wert für die Weiterentwicklung der Menschheit zu betrachten ist und die dem Pferd eine Sonderstellung unter den Tieren einräumt. Auf der realen Erscheinungsebene ist das Pferd ein scheuer Pflanzenfresser, Flucht- und Herdentier. Es ist Beutetier für Pumas, Wölfe und andere größere Raubtiere. Stets ist es wachsam und fluchtbereit, auch wenn es schon seit Generationen in Sicherheit vor Raubtieren gezüchtet wurde. Als Herdentier sucht es stets die Gemeinschaft mit seinesgleichen und als Steppenbewohner durchschreitet es am liebsten weite Graslandschaften. Seine in die Ferne

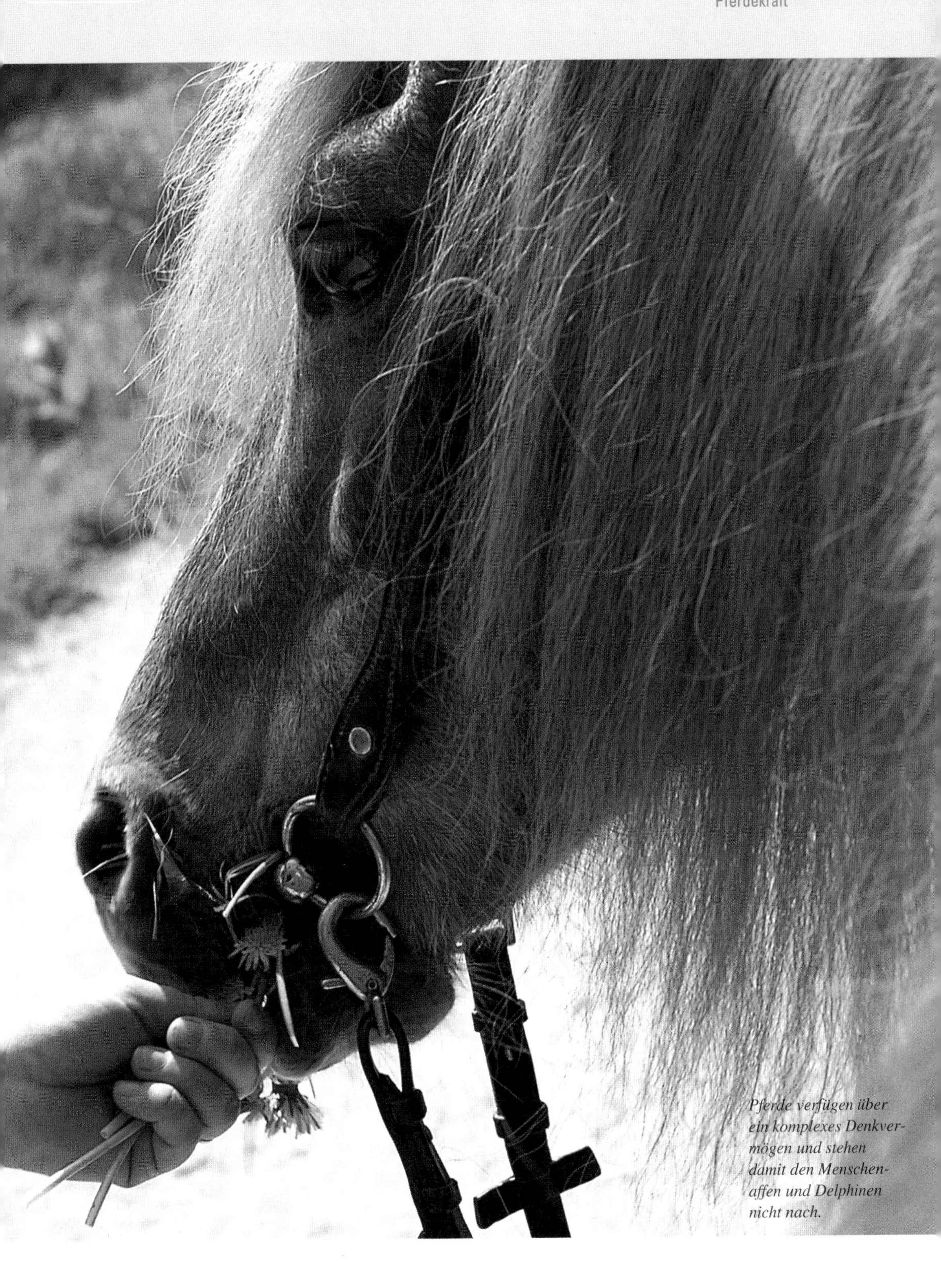

Pferde verfügen über ein komplexes Denkvermögen und stehen damit den Menschenaffen und Delphinen nicht nach.

gerichteten Augen schweifen immer wieder über den Horizont auf der Suche nach Freund oder Feind. Wie aber steht es mit der Intelligenz der schönen Fluchttiere?

Im Gegensatz zur mehrheitlichen Einschätzung, die Pferde für dumm verkauft, stehen Forschungsergebnisse der Amerikanerin Dr. Evelyn Hanggi. Danach sind Pferde ebenso intelligent wie Delphine und Menschenaffen. E. Hanggi ist weltweit eine der führenden Wissenschaftlerinnen auf dem Gebiet der Verhaltensforschung und experimentierte mit der Lernfähigkeit von Pferden. Dr. Hanggi attestiert den Vierbeinern ein ausgeprägt gutes Gedächtnis, räumliches Denkvermögen und farbliche Unterscheidungsfähigkeit, sie begreifen schnell und können das Lernen erlernen.

Sie verfügen nach ihren Untersuchungen über ein komplexes Denkvermögen, denn sie lösen Probleme mit dem Verstand. Doch bei all dem reagiert das Pferd immer seiner Art entsprechend als scheuer Pflanzenfresser, als Flucht- und Herdentier.

Wenn ich im Verlauf des Buches das Pferd als Partner in der therapeutischen Arbeit mit Kindern vorstelle, so ist damit immer ein Lebewesen gemeint, das nicht Mensch ist, das speziell für diese Arbeit ausgesucht wird und bestens vorbereitet sein muss. Im Gegenzug erfordert es einen menschlichen Partner, der professionell mit der eindrucksvollen physischen Pferdekraft und Schnelligkeit umzugehen vermag. Würden diese Grundsätze missachtet, wäre das therapeutische Reiten mit erheblichen Gefahren verbunden.

Die drei Standbeine des therapeutischen Reitens

Therapeutisches Reiten ist ein Oberbegriff, der drei unterschiedliche Schwerpunkte der therapeutischen Arbeit mit Pferden umschließt. Aus meiner praktischen Arbeit heraus weiß ich, dass auch Fachleuten wie Psychologen, Kinderärzten und Pädagogen diese Unterscheidung häufig nicht geläufig ist. Deshalb scheint es mir notwendig, Ihnen die drei Schwerpunkte des therapeutischen Reitens kurz vorzustellen.

Diese Unterteilungen und Qualifikationen sind die des Deutschen Kuratoriums Therapeutisches Reiten, wo auch ich meine Ausbildung absolviert habe und das bislang der größte Ausbilder in diesem Bereich ist. Freilich gibt es noch andere Ausbildungsinstitutionen, die damit keinesfalls diskreditiert werden sollen. Wichtig für Sie als Kunden oder Fachfrau, die das therapeutische Reiten im Rahmen einer therapeutischen Behandlung empfiehlt, ist es, die Qualitätsmerkmale zu wissen und obige Dreiteilung zu kennen. Worin unterscheiden sich nun die drei Therapiegebiete, wo überschneiden sie sich und für wen ist was empfehlenswert?

Fachausdruck	Hippotherapie	Heilpädagogisches Reiten/Voltigieren	Reiten als Sport für Behinderte
Was ist das?	Krankengymnastik auf dem Pferd	Fördermethode bei Verhaltensauffälligkeiten, Lernstörungen, Behinderungen oder psychisch Kranken	Reitsport speziell für Behinderte im Freizeit-, Breiten- und Leistungssport
Wer macht das?	Krankengymnasten mit Zusatzausbildung Hippotherapie	Pädagogen, Psychologen mit Zusatzausbildung Heilpädagogisches Reiten/Voltigieren	Reitlehrer FN mit Zusatzausbildung Reiten als Sport für Behinderte

Hippotherapie - mehr als Krankengymnastik auf dem Pferderücken

Beginnen wir mit der bekanntesten, der Hippotherapie, die von Krankengymnastinnen mit einer Zusatzausbildung zur Hippotherapeutin durchgeführt wird. Diese Leistung gibt es bei ärztlicher Verordnung auf Krankenschein. Hiervon profitieren in der Hauptsache Kinder und Erwachsene mit körperlichen Handicaps wie beispielsweise Spastiker, Querschnittsgelähmte, Patienten nach Amputationen, versteiften Gelenken, Patienten mit Muskelschwund oder Lähmungen und anderem.

Die Behandlungsziele können unterschiedlich sein. Bei schweren körperlichen Handicaps wie der Querschnittslähmung beispielsweise wird der Mensch auf dem Pferd so bewegt, als könne er mit seinen Beinen laufen, da das Schreiten des Pferdes mit dem Gehen des Menschen fast identisch ist. So bekommt der Mensch Bewegungsimpulse über das Becken entlang des Rückens den Oberkörper durchschwingend ans Gehirn geliefert. Diese Bewegungserfahrung, das berichten immer wieder querschnittsgelähmte Menschen, macht sie fröhlich, beschwingt, denn: Bewegung bedeutet Leben. Die muskuläre Lockerung, die den ganzen Körper ergreift, führt zu einer umfassenden Entspannung. Durch das Balancieren und das Erleben von Rhythmus wird wiederum eine positive Körperspannung und Lebensfreude aufgebaut. Das oft unerträgliche Schicksal wird von jemand anderem getragen, dem Pferd, das im Schritt seine Bahnen zieht, das jeden Fuß anders setzt und deshalb durch keine Maschine zu ersetzen ist. Begleitet und unterstützt wird der Patient von der Hippotherapeutin und einer weiteren Helferin. Auf- und Abstiegshilfen stehen in ausgewiesenen Institutionen selbstverständlich zur Verfügung. Hier hat die Therapie zwei Ziele: den körperlichen status quo zu erhalten und im gegebenen Rahmen möglichst zu verbessern und gleichzeitig die Lebensqualität zu erhöhen. Viele Betroffene berichten davon, dass über die Hippotherapie wieder neues Selbstbewusstsein für sie entstand und damit ihr Leben einen neuen Sinn bekam.

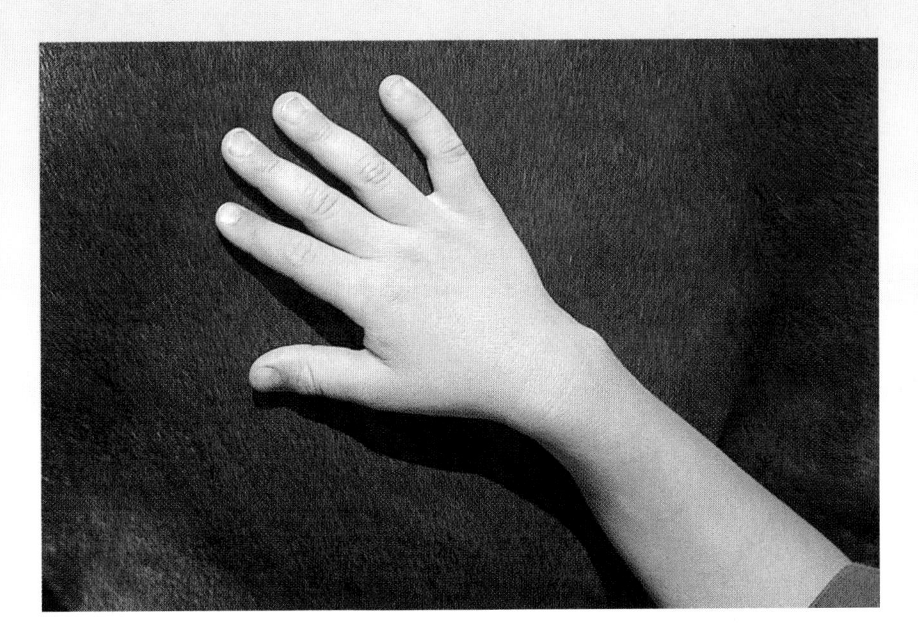

Die Position des Schwachen wird vom Pferd offensichtlich verstanden. Es begegnet Kindern mit Rücksichtnahme und Geduld.

Im rehabilitativen Bereich wie beispielsweise bei Menschen nach Unfällen, Operationen oder Infarkten ist das Ziel die schnellere Genesung, das schonende, freudvolle Bewegtwerden. Im passiven Sitzen auf dem schreitenden Pferd wird der Patient über die Bewegung langsam reaktiviert und gestärkt.

Die dritte Gruppe sind meist Kinder, deren Leiden angeboren sind. Beispiele sind Spastiken, Kinderlähmung, Ataxie. Deutlich ist jeweils die schnelle Verbesserung, die nur allein durch das Sitzen auf dem Pferderücken und dessen Bewegungsimpulse erreicht wird, und vor allem immer wieder die tiefe Freude, von der kleine und große Patienten erfüllt werden. Es gibt viele Berichte aus dem Bereich der Hippotherapie, die erstaunen und anrühren. Eines scheint jedoch besonders wichtig: Die Beziehung, die Menschen zu den Tieren aus der Position des Schwachen heraus entwickeln, wird vom Pferd ganz offensichtlich verstanden und mit Vorsicht, Rücksichtnahme und Geduld erwidert. Diese Beziehung hat sowohl auf Erwachsene als auch in ganz besonderem Maße auf Kinder eine hoch motivierende Wirkung. Nicht die krankengymnastische Behandlung steht für den Patienten im Mittelpunkt des Geschehens, sondern die Begegnung mit dem Pferd.

Heilpädagogisches Reiten und Voltigieren

Der motivierende Beziehungsaspekt und die Steigerung der Lebensqualität machte das Pferd auch für die pädagogisch-psychologische Arbeit ausgesprochen interessant. So entstand das heilpädagogische Reiten/Voltigieren (HPV/R) als Fördermethode für Kinder, Jugendliche und Erwachsene mit Verhaltensauffälligkeiten, Lernstörungen, Behinderungen und psychischen Erkrankungen.

Beides, Reiten und Voltigieren, sind eigenständige Pferdesportarten, die im therapeutisch/pädagogischen Bereich als Mittel zum Zweck und nicht als Selbstzweck dienen. D. h. nicht die sportliche Förderung, sondern die Förderung des Individuums mit Hilfe des Pferdes steht im Vordergrund. Beispielsweise bedient man sich der vielfältigen Voltigierübungen, um die Koordinationsfähigkeit eines wahrnehmungsgestörten Kindes zu verbessern. Oder fördert mit dem Leichttraben im Sattel die Rhythmisierung eines hyperaktiven Jugendlichen.

Heilpädagogisches Voltigieren (HPV) geschieht in der Regel in kleinen Gruppen von vier bis sechs Kindern oder Jugendlichen. Der Gruppenprozess ist integraler Bestandteil des pädagogisch-therapeutischen Geschehens. Dabei wird das Pferd in seinen drei Gangarten Schritt, Trab und Galopp auf einem Kreisbogen bewegt. Das Pferd ist durch eine Longe (eine feste Leine) mit der im Kreismittelpunkt befindlichen Longenführerin verbunden, die Tempo und Weg des Pferdes bestimmt. Das Pferd ist mit einem Voltigiergurt mit Haltegriffen, eventuell auch, um seinen Rücken zu schonen, mit einer Decke sowie Reithalfter und Ausbindezügeln ausgerüstet.

Im Gegensatz dazu trägt das Pferd beim heilpädagogischen Reiten (HPR) einen Sattel zu Reithalfter und bei Bedarf Ausbindezügeln. Tempo und Weg zu bestimmen, eigenständig und auch getrennt zu agieren, sind Lerninhalte oder auch therapeutische Fragestellungen, die größere Kinder, Jugendliche und Erwachsene unter anderem beim HPR erarbeiten können. Der Sattel ist eine deutliche Trennung zwischen Reitendem und Pferd,

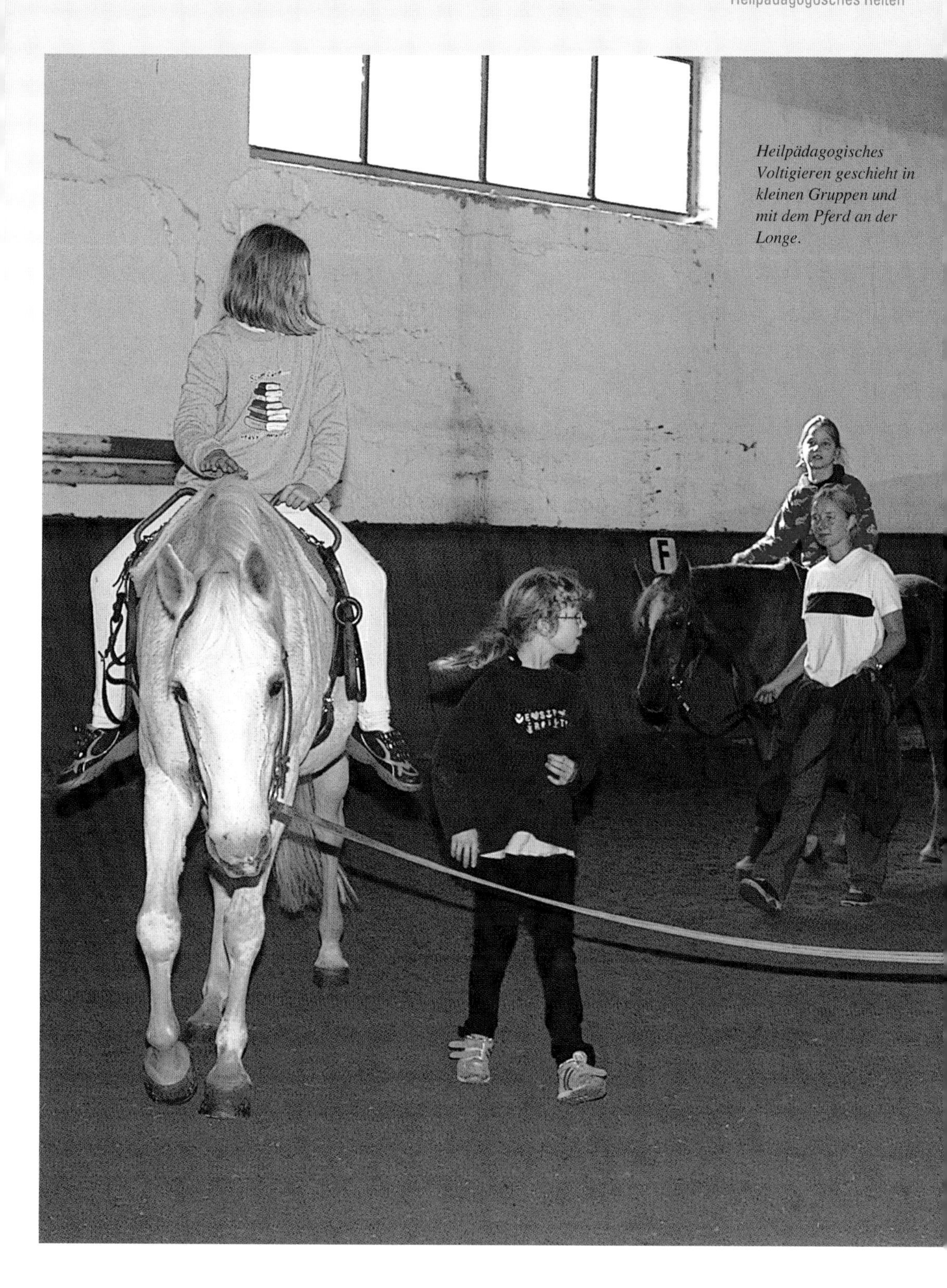

Heilpädagogisches Voltigieren geschieht in kleinen Gruppen und mit dem Pferd an der Longe.

während das Sitzen auf dem blanken Pferderücken eher die kleinkindliche Symbiose verkörpert. Es gibt Überschneidungen und mehr Gemeinsamkeiten als Trennendes in den beiden Bereichen HPV/R. Mir persönlich erscheint diese Trennung zwar aus reitsportlichen Erwägungen gerade noch nachvollziehbar, vom therapeutisch-pädagogischen Standpunkt her aber nicht wünschenswert.

Unter HPV/R werden heute

- pädagogische Angebote wie zum Beispiel heilpädagogisches Voltigieren an Sonderschulen, an Schulen für Behinderte, in Kinderheimen oder Heimen für Behinderte (geistig/körperlich/psychisch), ambulante Angebote für Kinder mit Wahrnehmungsstörungen, Schulproblemen, Selbstwertproblematiken und anderem,
- psychologisch/psychotherapeutische Angebote zum Beispiel im Rahmen der Psychiatrie, einer ambulanten individuellen Einzeltherapie beziehungsweise Gruppentherapie zur Selbsterfahrung, systemischen Familientherapie, Suchttherapie oder, bei missbrauchten Mädchen, sowie zur Bewältigung von Ängsten,
- rehabilitative Angebote zum Beispiel auch für Suchterkrankte, Rehabilitation nach Schlaganfall oder Herzinfarkt, Unfall und Ähnlichem,
- sozialintegrative Angebote zum Beispiel Arbeit mit ausländischen Menschen, für traumatisierte Menschen aus Krisen- oder Kriegsgebieten verstanden.

Sie sehen, auch hier gibt es viele Überschneidungen sowohl mit der Hippotherapie beispielsweise im Rehabilitationsbereich oder im Bereich der Arbeit mit Behinderten, aber genauso kann ein Bereich sowohl pädagogisch als auch therapeutisch erfasst werden. Auch hier ist das starke Trennen und Aufdröseln eher kontraproduktiv. So vielfältig die Einsatzgebiete des HPV/R sind, so vielfältig sind auch die pädagogischen und therapeutischen Berufsbilder dahinter. Neben einer fundierten Ausbildung als

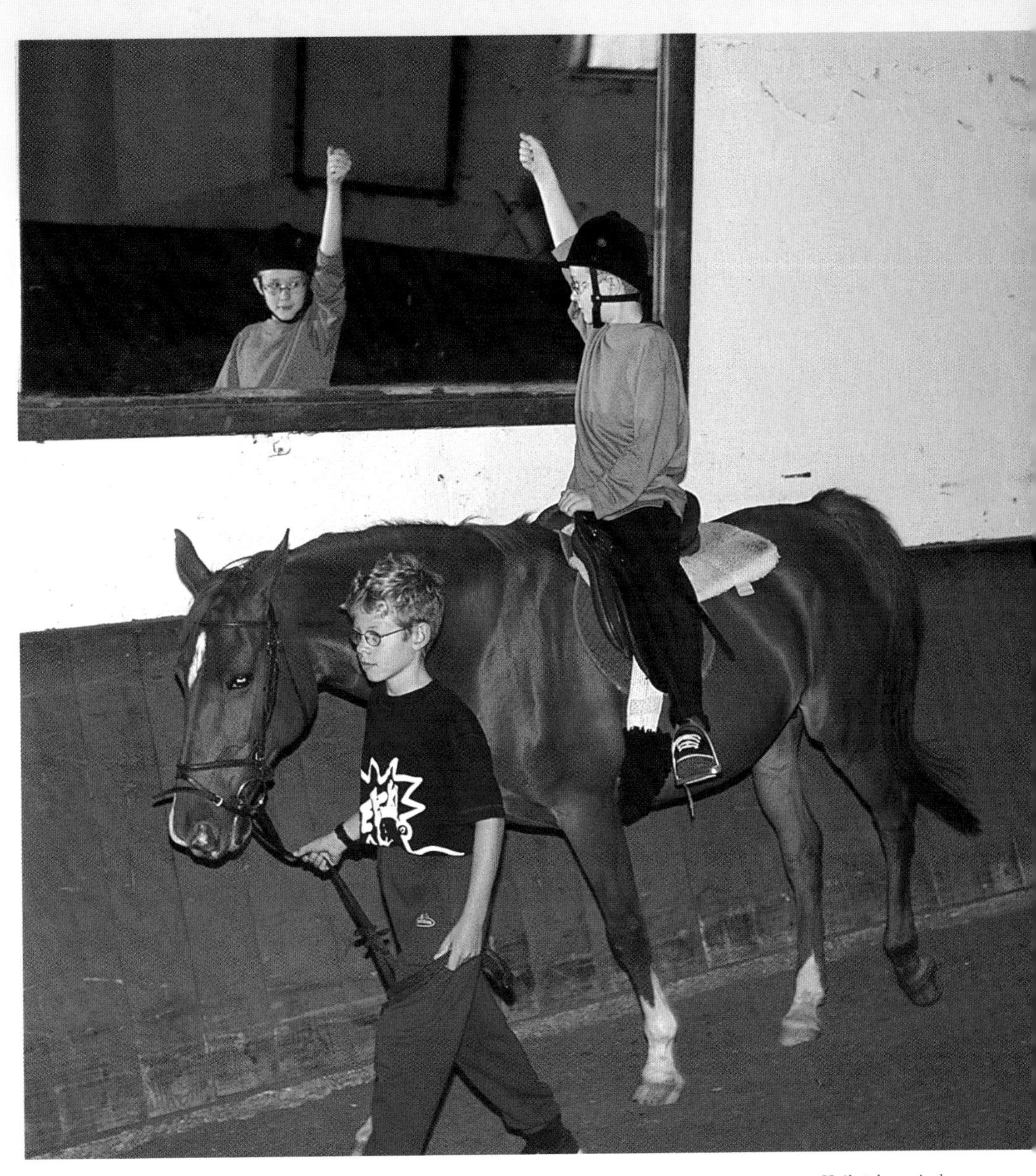

Heilpädagogisches Reiten mit dem Sattel für größere Kinder, Jugendliche und Erwachsene.

Therapeut oder Pädagoge hängt der Erfolg der Arbeit immer vom persönlichen Engagement, von einer guten, sensiblen Wahrnehmungsfähigkeit und Intuition, Menschenliebe und Horsemanship sowie der Selbstdefinition als immer Lernender ab.

HPV/R - eine ganzheitliche Fördermethode

Im Vordergrund des HPV/R steht die individuelle Förderung der Entwicklung, des Befindens und des Verhaltens durch das Medium Pferd. Dabei wird der Mensch in seiner Ganzheit auf körperlicher, geistiger und emotionaler Ebene angesprochen. Das Pferd vermittelt diese Ganzheitserfahrung, weil es den Menschen über alle Sinne anzusprechen vermag und weil es über seine Bewegung in einen Bewegungsdialog mit dem auf seinem Rücken Sitzenden geht. Dadurch wird Eigenwahrnehmung möglich, daraus entwickelt sich später Selbstbewusstsein. Äußere Haltung ist immer auch Ausdruck einer inneren, dem Verhalten. Über die Änderung äußerer Haltung kann das Innere berührt, bewegt und dadurch geändert werden. Meiner Kenntnis nach gibt es keine Therapie, die in einem solchen Maße ganzheitlich wirkt, wie die mit dem Pferd. Die Vorgehensweise im HPV/R ist situationsbezogen und prozessorientiert. „Der Weg ist das Ziel", das heißt alles, was die Kinder und das Pferd in die therapeutische/pädagogische Situation einbringen, ist zu würdigen, ist Gegenstand der Auseinandersetzung und Teil eines Prozesses, der in der Regel zwei Jahre andauert. Das prozesshafte Vorgehen hat den Vorteil, dass die Kinder ihrem Entwicklungsstand entsprechend agieren können, also Entwicklungszeit haben und an keiner Norm gemessen werden. Dadurch entfällt der Anpassungsdruck, woran sie beispielsweise in der Schule gescheitert sind, qualitative, individuelle Reifung wird möglich. Nach meiner Erfahrung ist dies auch der kürzere Weg.

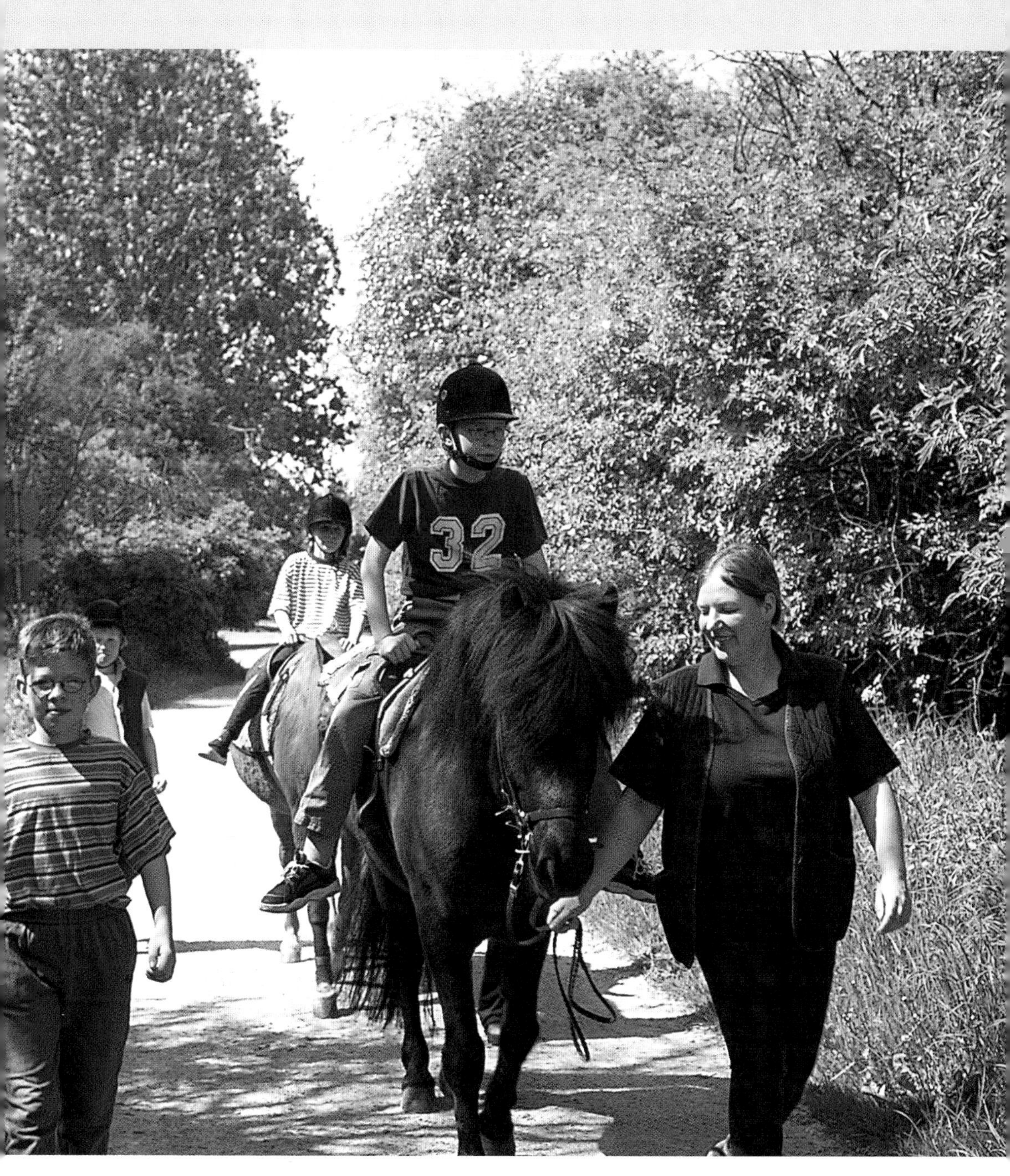

„Der Weg ist das Ziel“. Heilpädagogische Arbeit mit Pferden ist situationsbezogen und prozessorientiert. Kinder haben so Entwicklungszeit.

Reiten als Sport für Behinderte

Diese Kategorie wurde in der zeitlichen Abfolge zuletzt geboren. Auch hier ergeben sich Überschneidungen zu den vorher beschriebenen Bereichen. Beispielsweise ist es möglich, dass ein Querschnittsgelähmter nach einem Unfall seine Rehabilitationsmaßnahmen zunächst bei einem Hippotherapeuten durchläuft, um sich später dem Reitsport für Behinderte anzuschließen. Als Möglichkeiten bieten sich hier das Breitensportreiten, Dressurreiten und das Gespannfahren an. In den Disziplinen Dressur und Gespannfahren gibt es mittlerweile internationale Wettbewerbe, Weltmeisterschaften und sportliche Begegnungen. Zuletzt haben sich die Dressurreiter für die Paralympics in Sydney vorbereitet. Sport betreiben zu können, bedeutet Teilhabe an der Normalität und Lebensfreude. Was es bedeutet, trotz körperlichem Handicap sich sportlich mit den Weltbesten zu messen, ist für Nichtbehinderte nur zu erahnen. Dass aber durch die Teilnahme an solchen Wettkämpfen sich auch das therapeutische Reiten weltweit ausbreitet, ist nachvollziehbar. Mittlerweile gibt es auch einen regen internationalen Austausch auf diesem Gebiet durch das DKThR.

Nachdem Sie **Einblick** in die unterschiedlichen Bereiche des therapeutischen Reitens genommen haben, möchte ich anhand von Beispielen die heilpädagogische Arbeit mit Pferden vorstellen. Dabei habe ich im ersten Teil besonderen Wert auf die Wechselwirkung der allgemeinen Lebensbedingungen mit der individuellen Entwicklung unserer Kinder gelegt. Letztendlich bewegen sich diese Fallbeispiele mehr oder weniger im Rahmen der so genannten Normalität und doch werden Sie sehen, wie notwendig Hilfe und Unterstützung für Kinder heute ist.

Die hohe Motivation, in Kontakt zu treten, die Pferde bei Jung und Alt auslösen, und ihre Fähigkeit, das „Beziehungseis" durch ihre Eigen-Art zu brechen, ist dabei immer wieder ein großes Geschenk.

Im Dickicht der Kindheit

Klettermaxe ... das war einmal

Kinder auf Trab bringen

„Bewegung ist Leben, und die Qualität der Bewegung eines Menschen zeigt auch die Qualität seines Lebens."

Moshe Feldenkrais

Können Sie sich noch an Ihre Kindheit erinnern? Haben Sie vielleicht wie ich noch auf der Straße spielen können? Sind Sie noch über Zäune geklettert, um Ihre Freunde zu besuchen oder eine Abkürzung zu nehmen? Kennen Sie noch Mutproben, die darin bestanden, auf einen stattlichen Baum zu klettern und dann aus ziemlicher Höhe mit Todesverachtung herunterzuspringen? Nein, ich finde überhaupt nicht, dass früher alles besser war, aber Tatsache ist, dass vor 40 bis 50 Jahren die Besiedlung nicht so dicht war, so dass es auch in den Städten größere Freiflächen zum Spielen und für Abenteuer für uns Kinder von damals gab. Tatsache ist auch, dass der Autoverkehr in dieser Zeit noch durchaus umwelt- und sozialverträgliche Ausmaße hatte. Wir Kinder waren es gewohnt, viel mehr Zeit bei jedem Wetter draußen in den Gärten, Straßen, Hinterhöfen und brachliegenden Grundstücken zu verbringen. Dauerhaft zentralbeheizte wohl temperierte Räume waren selten und der Fernsehapparat war längst nicht in jedem Haushalt vorhanden. In diesem Mangel aber steckte unsere Chance, die Chance der großen Freiräume. Denn in der Tat waren es freie Räume, in denen wir uns nach Herzenslust bewegen konnten.

Wir spielten, bauten Buden und trugen mehr oder weniger harmlose Bandenkriege aus, ohne dass auch nur ein Erwachsener davon Kenntnis hatte; denn wir spielten weitab von den Eltern, damit sie sich nicht einmischen konnten. In unserer Phantasie waren wir Ritter und Burgfräulein, Indianer, Prinzessinnen und Räuberbräute, verkleidet in alte Gardinen, bewaffnet mit Ästen und was es sonst noch zu finden gab.

Kaum eine von uns wilden Mädchen durfte Klavier spielen und wenn, bedauerten wir sie, weil sie dann nicht mit uns zu neuen Abenteuern hinausziehen konnte. Hockey spielte auch keine von uns und wenn jemand in den Sportverein zum Turnen musste, weil er so gelenkig war und deshalb für die Vereinsehre eintreten sollte, bedauerten wir ihn aufrichtig. Kindergeburtstage waren nicht furchtbar beliebt, weil Mütter dann leicht auf die Idee verfielen, uns „gute Sachen", die nicht schmutzig werden sollten, anzuziehen und außerdem konnten wir dann nicht einfach um die Häuser ziehen, sondern mussten in irgendeiner Wohnung sitzen und uns vorsehen, dass wir nichts kaputt machten, nicht so laut herumkrakeelten und Spiele spielten, die möglichst ruhig verliefen. Auch mit dem Streiten und Kämpfen war es dann vorbei, selbst wenn es nur ein Spiel war, denn die Erwachsenen hatten ein wachsames Auge auf uns und erstickten jede aufkommende Lebendigkeit im Keim.Warum ich Ihnen das alles erzähle? Weil ich Ihnen den Mangel an Frei-Räumen, unter dem Kinder heute wahrhaftig leiden, vor Augen führen möchte.

Diesen Mangel versuchen viele Eltern mit gezielten Aktivitäten auszugleichen und ihrem Kind auf diese Weise Förderung und Freude zukommen zu lassen. Dass dies oft zum Stress für Eltern und Kind ausartet, brauche ich Ihnen gewiss nicht zu erzählen und ein Patentrezept gegen den Mangel an freien körperlichen, sozialen und phantastischen Entfaltungs- und Erfahrungsmöglichkeiten habe ich auch nicht. Berichten möchte ich Ihnen hingegen von den negativen Folgen für Kinder, die sich aus diesem Mangel ergeben, und von den Möglichkeiten, die die heilpädagogische Arbeit mit Pferden bietet.

Wenn Kinder heranwachsen, durchlaufen sie unterschiedliche Entwicklungsphasen, die sowohl körperlicher als auch geistiger und seelischer Natur sind. Es entwickelt sich immer der ganze Mensch und nicht nur

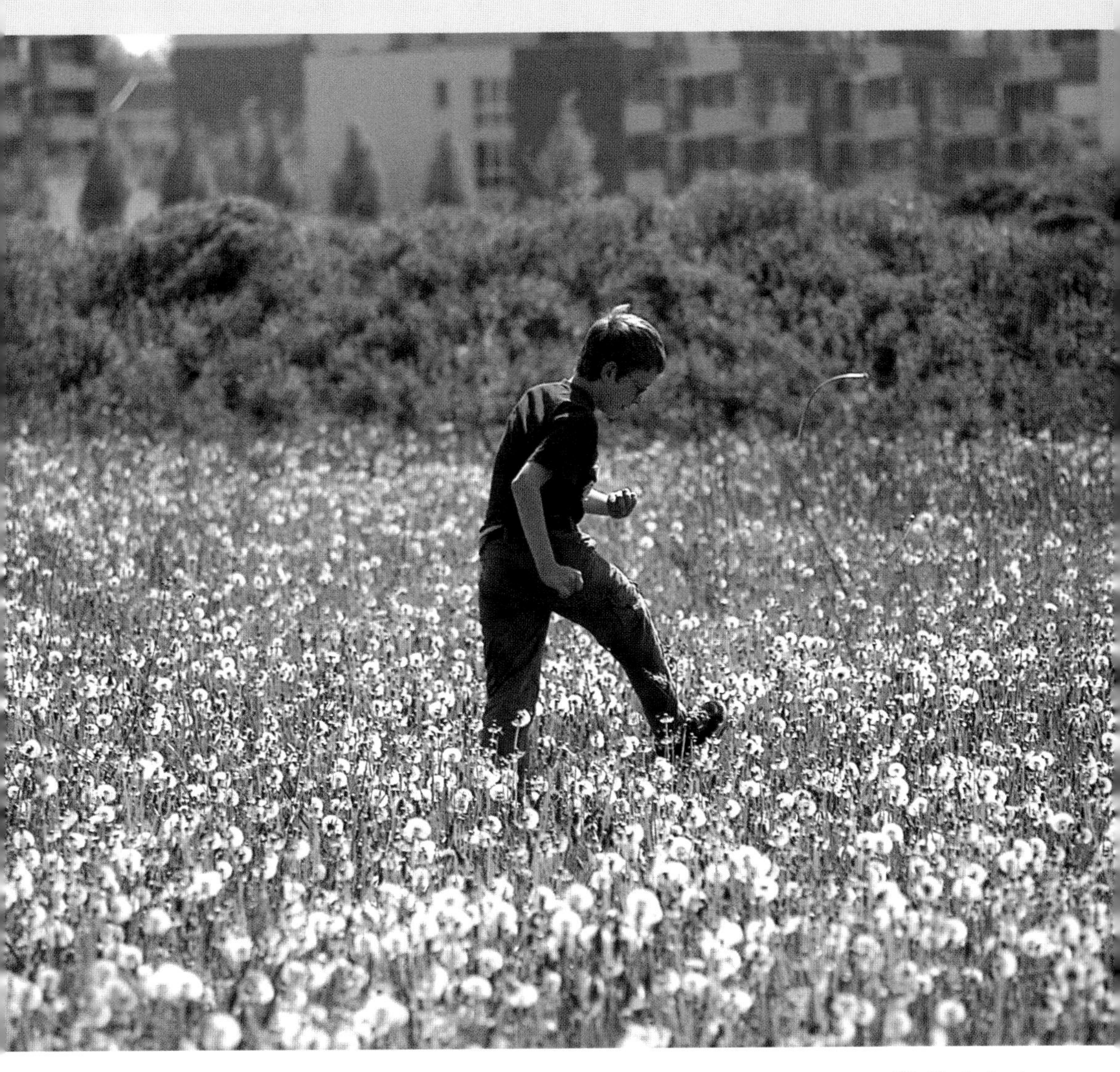

Für Kinder kostbar geworden: Bewegungsfreiräume in städtischer Umgebung.

Teile von ihm. Wird der Bewegungsraum des Kindes in der Entwicklung eingeschränkt, so werden auch Seele und Geist in ihrer Entfaltungsmöglichkeit reduziert. Bewegung wird durch Üben, Ausprobieren, Experimentieren, durch Vorbilder und Erfahrungen zu einem mühelosen, fließenden Vorgang, der mit Freude über das Gelingen einhergeht. Gelungene Bewegungen sind Erfolgserlebnisse, die stolz machen, die anspornen, mutiger zu werden und die das Körpergefühl, ein Bewusstsein von sich selbst und das Selbstbewusstsein wachsen lassen. Wenn Kinder, und das geschieht heute aufgrund der gesellschaftlichen Randbedingungen leider immer häufiger, zu keinen befriedigenden Bewegungserlebnissen und -ergebnissen kommen können, leiden sie unter so genannten motorischen Entwicklungsstörungen oder Störungen der Grob- und Feinmotorik so wie Benjamin, der vor zwei Jahren zu mir zum heilpädagogischen Voltigieren kam.

Die Eltern brachten das Kind nicht wegen seiner Bewegungsstörung, sondern weil er im Kindergarten nicht gern mit anderen Kindern spielte und sogar Angst vor größeren Kindern hatte. Sie fanden ihn ein bisschen bewegungsfaul, aber keinem, auch den Erzieherinnen, war aufgefallen, dass das Kind Bewegung vermied. Benjamin wuchs in einer geräumigen Stadtwohnung auf. Zwar mit direktem Zugang zum Park, aber wer schickt schon einen Vierjährigen unbeaufsichtigt in eine städtische Grünanlage? Einen Hinterhof zum unbeobachteten freien Spiel gab es nicht und so mussten alle Aktivitäten geplant und durch eine Betreuungsperson begleitet werden. Beide Eltern waren berufstätig und kümmerten sich in ihrer Freizeit und den Ferien auf rührende Weise um das Kind.

Als ich Benjamin zum ersten Mal sah, sprach er leise und nahm kaum Blickkontakt zu mir auf. Er interessierte sich nicht für das Pony, das neben mir stand, er stellte keine neugierigen Fragen. Wir waren wie durch eine Mauer voneinander getrennt. Eine Mauer aus großer Ernsthaftigkeit und wenig kindlicher Freude, aus Vorsicht und Zurückgenommenheit. Andererseits verfügte der kleine Kerl über einen enormen Wortschatz und beschäftigte sich auf differenzierte Weise mit Themen, die eines Drittklässlers würdig waren. Er hatte viel Phantasie und seine Beobachtungsgabe war besonders ausgeprägt. Mir schien, als würde das Kind nicht durch das eigene Tun, durch Bewegen und Berühren, Erfahrungen sammeln, sondern hauptsächlich durch das Beobachten des Tuns anderer.

Seine phantastische Vorstellungs- und Ausdruckskraft täuschte seine Umgebung darüber hinweg, wie befangen er war. Mein Ziel war es, Benjamin einen Zugang zu Lebensfreude und Spontaneität zu verschaffen. Dabei war ich sicher, dass die erfahrene Ponydame „Blicka" genau die richtige Partnerin für unser „Dreiecksverhältnis" sein würde. „Blicka" hat jahrelang auf einem Ponyhof in der Nähe ihren Dienst mit Reitkindern versehen. Sie ist Kinder gewohnt und nichts Menschliches scheint ihr fremd, außer Blas-

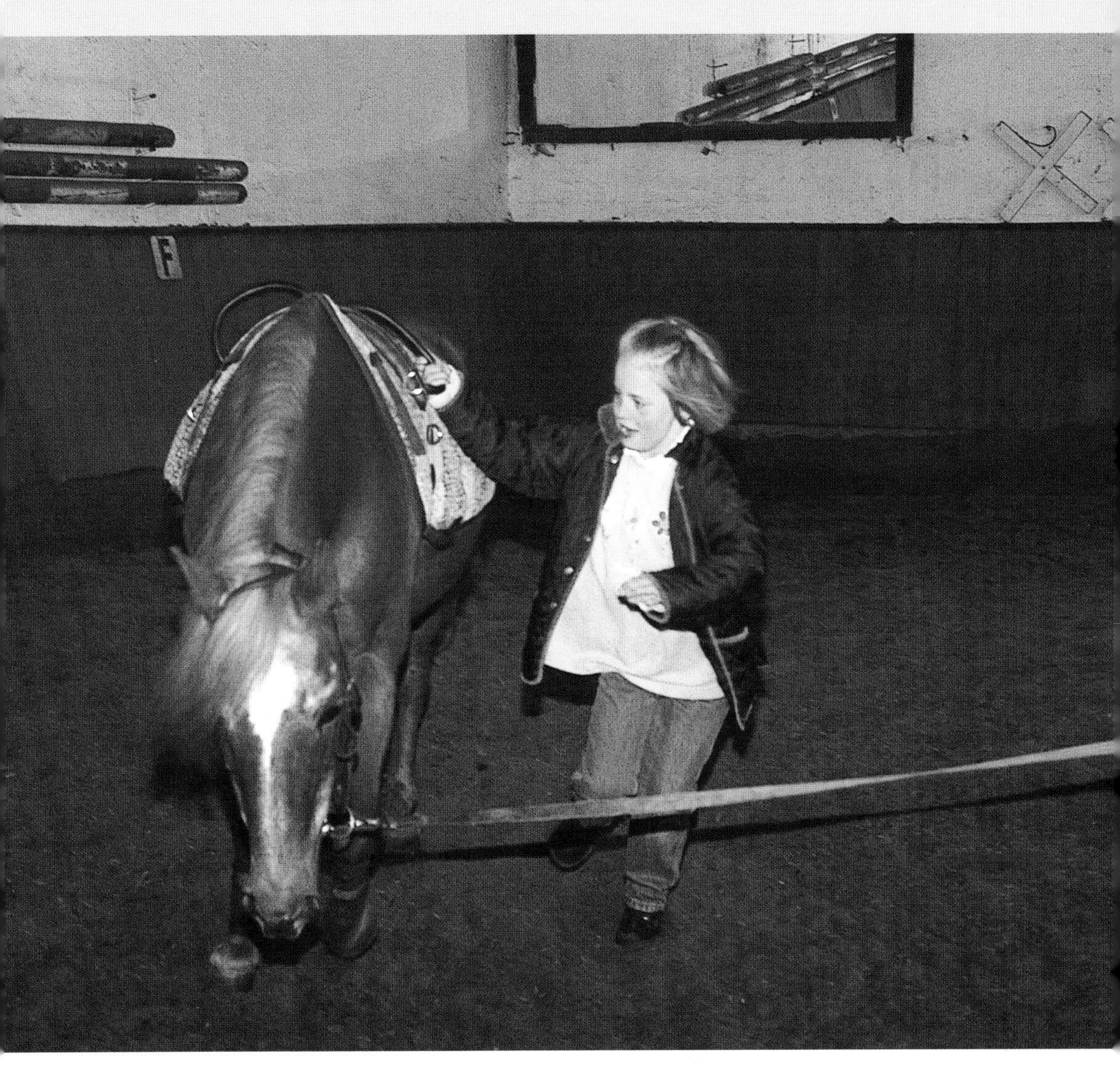

Bewegungserfahrung mit dem Pony an der Longe schult die Koordination.

musik, vor der sie in wilder Panik davonläuft. „Blicka" ist ein graziles, fuchsfarbenes Pferdchen. Sie hat nicht das etwas plumpe und puschelige Ponyaussehen, sondern erscheint eher wie ein Miniaturreitpferd. Füchse sind meist temperamentvoll und sensibel – eben die Rothaarigen unter den Pferden. Der Betrachter nimmt diese Botschaft intuitiv wahr. Ich hatte das Gefühl, dass die Sensibilität des Jungen gut mit der des Ponys zusammenpasste und die unkomplizierte Lebhaftigkeit des Pferdchens durchaus positiv auf das Kind wirken würde.

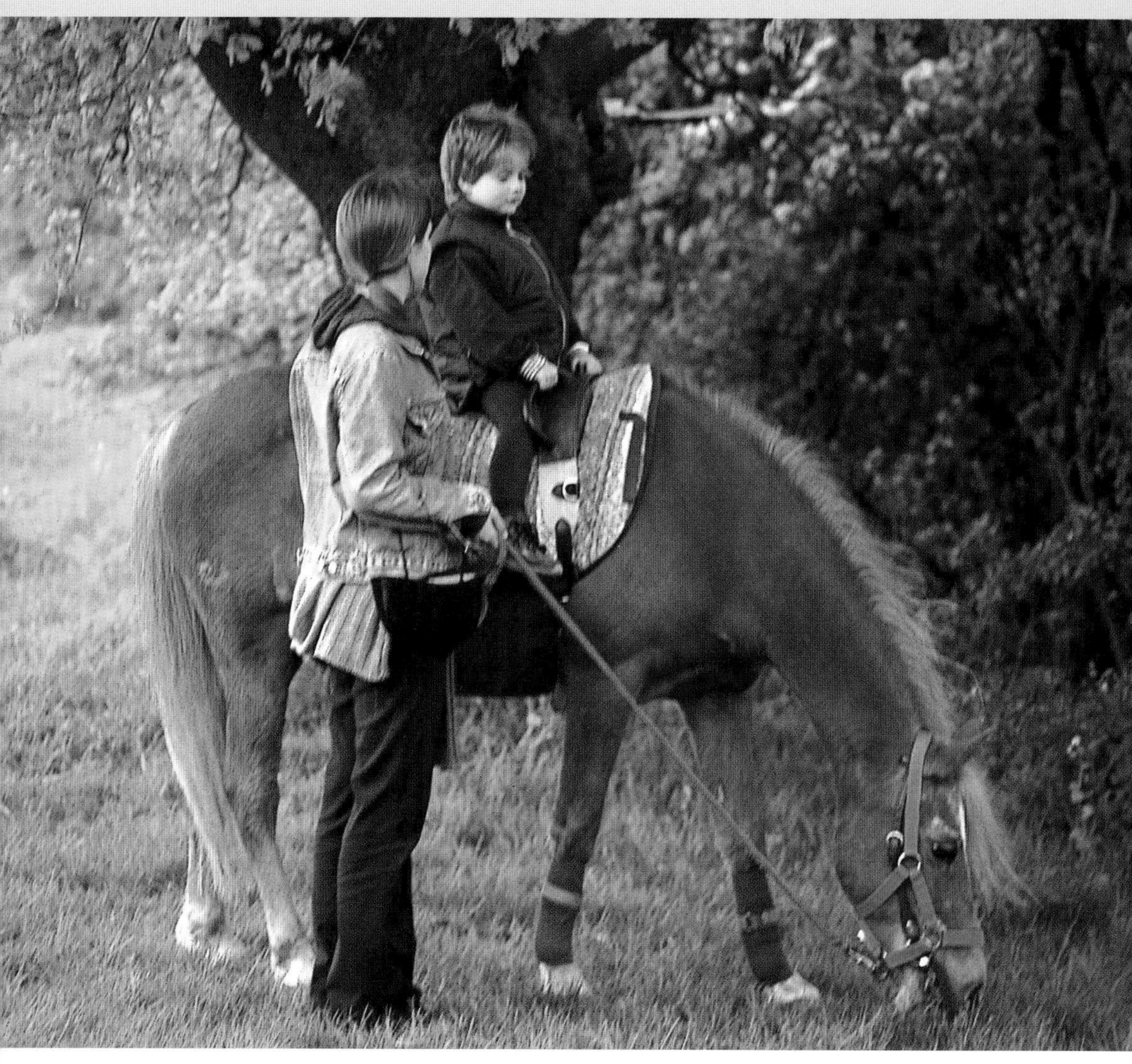

Die grazile rothaarige Blicka – ein erfahrenes Kinderpony mit unkomplizierter Lebhaftigkeit.

Wenn kleinere Kinder zum heilpädagogischen Voltigieren kommen, das heißt solche, die noch in den Kindergarten gehen, dann setze ich diese, so sie nicht protestieren, zunächst auf den Pferderücken und gehe mit ihnen im Schritt durch die Halle. Das Kind hat meist noch keine Beziehung zu Pferden und wäre überfordert, wenn man es über das Putzen, Betrachten und Streicheln des Pferdes an das Tier heranführen würde. Der schaukelnde Wiegeschritt des Pferdes ist beruhigend und geradezu wie im Mutterleib. Die Wärme des Pferdekörpers und der angenehme Geruch des Pflanzenfressers ist für die kleineren Kinder meist so attraktiv, dass sie zu lächeln beginnen und wenig Angst zeigen. So auch Benjamin, neben dem ich herging, ihn am Rücken leicht stützte und ihn erzählen ließ, wie es ihm gerade in den Sinn kam. Und er redete viel: Scheinbar ohne Atem zu holen, redete er über seine Spielzeugautos, den Kindergarten und die Nachbarjungen. Derweil hatte Benjamin ganz offensichtlich Probleme, das Gleichgewicht selbst im Schritt auf dem Pferderücken zu halten. Ihm schien das nichts auszumachen, ja er bemerkte es noch nicht einmal. Ich rückte ihn einfach wortlos von Zeit zu Zeit zurecht, wenn die Schieflage bedrohlich wurde. Sein Lächeln und Schwatzen signalisierte mir, dass wir auf dem richtigen Weg waren, denn vestibuläre Stimulation, also die Anregung des Gleichgewichtssinnes, hat den Sinn, Freude zu erzeugen und negative Gefühle zurückzudrängen. Viele Kinder sind geradezu „verrückt" nach Stimulationen solcher Art. Sie bekommen einfach nicht genug vom Karussell fahren, Schaukeln, Drehen und Purzelbäume schlagen – es macht sie einfach glücklich.

Sie wissen ja schon: Reiten, auf dem Pferd sitzen, ist eine einzige Gleichgewichtsübung, eine fortwährende Stimulation des vestibulären Systems. Reiten macht glücklich!

Kinder wie Benjamin sind unsicher in der Bewegung, weil sie keine Bewegungserfahrung sammeln konnten, sie hatten nicht genügend Ermutigung und Gelegenheit, Bewegung zu üben. Irgendwann beginnt ihnen Bewegung Angst zu machen und sie meiden bewegende Spiele und allzu lebhafte Spielkameraden. Sie ziehen sich zurück, reden leise, blicken unsicher, und ihre größte Angst ist es, unkontrolliert in Bewegung zu geraten. Für sie bedeutet es das absolute Chaos und versetzt sie in Panik. Das Pony war sich offensichtlich über den Zustand des kleinen Jungen im Klaren. Vorsichtig und langsam schaukelte es ihn Runde für Runde durch die Halle. Seine Informationen bezog das Pferd aus der Art, wie das Kind auf seinem Rücken saß. Die hohe Muskelspannung, der flache Atem, das hohe angstvolle Stimmchen und das Nicht-einlassen-Können auf ihre Bewegungen waren ausreichende Indizien für seinen Zustand. Der kleine Reiter schwankte zwischen Furcht und Freude auf dem Pferderücken hin und her – wobei die Freude obsiegte, da Blicka ihren ganzen Charme aufbot und ich mich möglichst zurückhielt. Wenn Sie davon ausgehen, dass der Mensch beim passiven Sitzen auf dem Pferd 90 bis 120 Bewegungsimpulse pro Minute an sein Gehirn geliefert bekommt, können Sie sich auch vorstellen, dass für den kleinen Benjamin mit wenig Bewegungserfahrung eine halbe Stunde auf dem schreitenden Pferd zu sitzen die oberste Grenze war. Für ihn reichte diese Art der Begegnung mit dem Pferd für die nächsten Male völlig aus. Für mich war es zunächst wichtig, eine Beziehung zu dem kleinen Jungen aufzubauen, was sich als schwierig herausstellte. Der Redeschwall des kleinen Reiters war so gewaltig, dass mir deutlich wurde, dass er mit dem Reden unbewusst vermied, sich auf die Bewegung und die Situation auf dem Pferderücken einzulassen. Nach einigen Wochen änderte ich das Konzept und begann damit, ihm meinerseits Geschichten zu erzählen. Geschichten, zu denen er die Hauptpersonen, drei an der Zahl, beisteuern durfte. Anfangs unterbrach er mich noch häufig und steuerte eigene Beiträge zur Geschichte bei, die dann gleich wieder Anlass waren abzuschweifen, und so ließ ich es auch geschehen. Mit der Zeit aber wurde er immer neugieriger auf die Geschichten und so übernahm ich für ihn das Erzählen und er genoss das Schaukeln auf dem Pferderücken und klopfte auf meine Aufforderung immer wieder das Pferd am Hals.

Vielleicht haben Sie sich beim Lesen gefragt, warum es mir so wichtig war, die Initiative beim Geschichtenerzählen an mich zu bringen. Ich will es ihnen sagen: Solange das Kind fortwährend plapperte, konnte sich die Verspannung, die sich in der Muskulatur deutlich zeigte und die das Pony über kurze, trippelnde Schritte deutlich signalisierte, nicht auflösen. Die Geschichten lenken das Kind von seiner Überkonzentriertheit und Über-Spannung, deren Ursache Angst ist, ab. Entspannung setzt ein, das Kind sitzt tiefer im Pferderücken, sackt mehr in sich zusammen, aber ist lockerer, und das Pony kann im Schritt deutlich weiter ausschreiten.

Wenn die Entspannung herbeigeführt ist, können die Bewegungsimpulse wesentlich intensiver und vollständiger aufgenommen und verarbeitet werden. Bewegungserfahrung setzt ein, die Angst nimmt ab. Aber noch befindet sich das Kind im Zustand der Passivität. Benjamin kam gern zum Reiten, wie die Eltern berichteten. Er sprach viel zu Hause über „sein“ Pony und stand, ganz im Gegensatz zu seiner sonstigen Gewohnheit, gern früh-

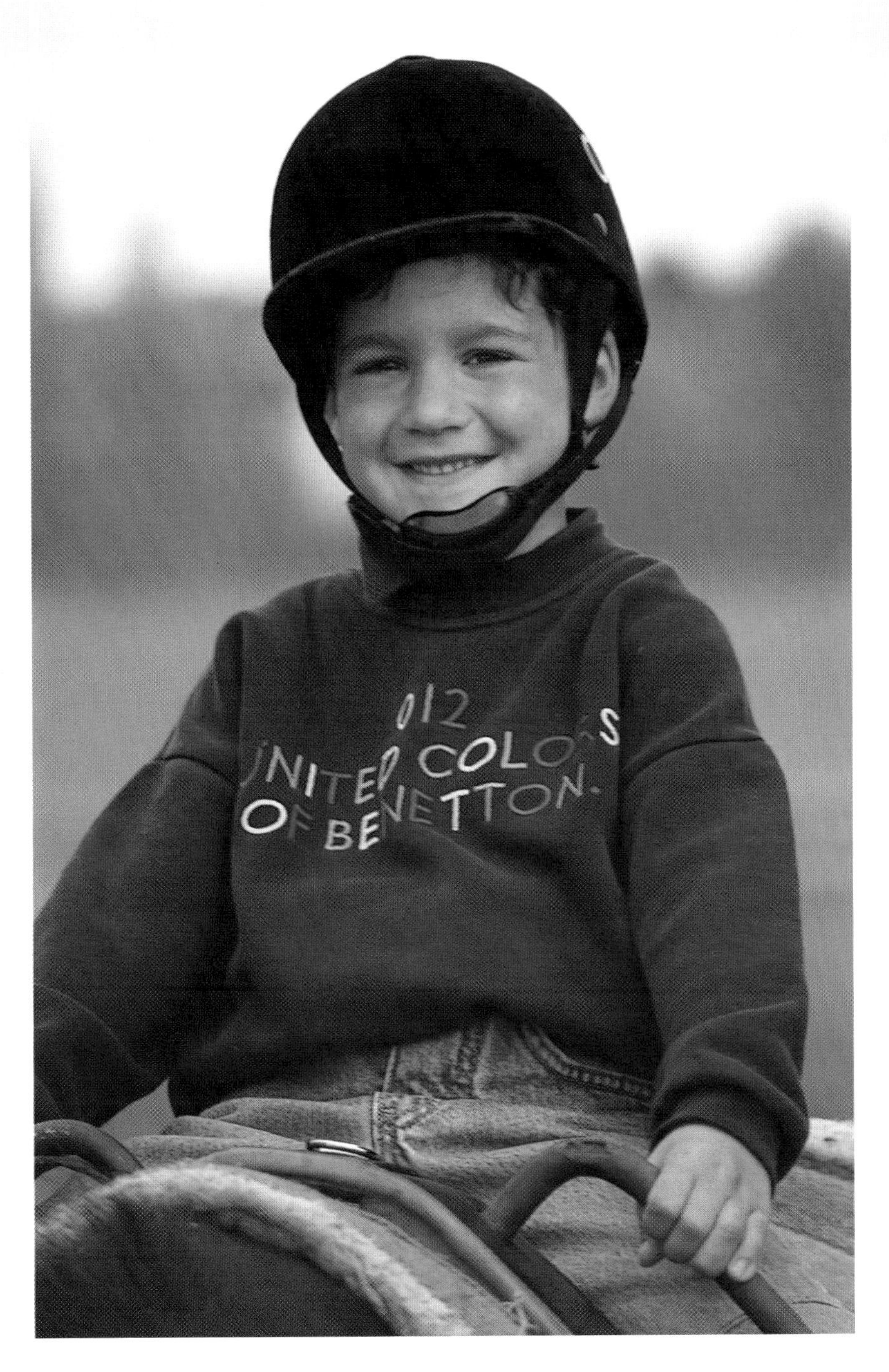

Der schaukelnde Wiegeschritt der Ponys ist beruhigend. Die Wärme der Pferde und ihr angenehmer Geruch sind für die meisten Kinder attraktiv. Die Angst vor dem unbekannten Tier weicht der Freude.

morgens auf, um zum Reiten zu kommen. Meinerseits war ich jedoch mit der Entwicklung nicht zufrieden, wusste aber nicht so genau, warum. Benjamin war häufig erkältet, was ich so verstand, dass er von irgendetwas „die Nase voll hatte", und unser Kontakt ließ mir zu wünschen übrig.

Die Lösung ließ nicht lange auf sich warten. Als ich mit den Eltern darüber sprach, stellte sich heraus, dass eine der Hauptbezugspersonen des kleinen Benjamin sehr ängstlich war und pausenlos auf ihn einredete und ihn reglementierte. Benjamin hatte auf diese Weise keine Möglichkeit, sich zu entwickeln, Erfahrungen zu sammeln, mutig zu werden, da jeder Versuch des Kindes, zu neuen Ufern aufzubrechen, im Keim erstickt wurde. Zur gegebenen Bewegungseinschränkung in der Stadt kam also die Angst eines für ihn wichtigen Menschen hinzu, der zwar in bestem Glauben handelte, um Benjamin vor Gefahren zu schützen, ihn damit aber in seiner Entwicklung massiv hemmte.

Daran können Sie sehen, wie übergroße Fürsorge Freiräume – „Entwicklungsräume" – einfach verschüttet. Die Eltern des kleinen Benjamin konnten mit Umsicht und der Hilfe des Zufalls das Problem für ihren Sohn lösen. Danach machte Benjamin große Fortschritte bei seinen wöchentlichen Begegnungen mit dem Pony.

Aus der Passivität des Ent-Spannens konnten wir nun langsam in das aktive An-Spannen gehen. Mit einfachen kleinen Übungen aus dem Voltigiersport, wie dem Grundsitz, kam Benjamin nun in die Situation des Handelnden, der selbst Bewegungen, wenn auch einfache, ausführte. Als mentaler Cowboy fing er an, auf dem Pony zu traben und sogar zu galoppieren. Das Reiten im Trab und Galopp stärkte das Selbstbewusstsein von Benjamin ungemein.

Beim Galoppieren macht das Pferd einen Sprung. Für kurze Zeit entsteht eine Schwebephase, in der das Pferd den Boden nicht mehr berührt. Dieser Sprung ist wie der Sprung ins Ungewisse, ein Risiko, eine Mutprobe. Passionierte Reiter empfinden das nicht mehr so, da sie keine Angst zu überwinden haben, sondern nur die Lust an der großen, schwungvollen Bewegung des Pferdes kennen. Für Kinder wie Benjamin, für die es gilt die Angst vor der Bewegung zu überwinden, ist dies ein gewaltiger Sprung nach vorn, wenn es ihnen gelingt, den Spaß an der Bewegung im Galopp zu

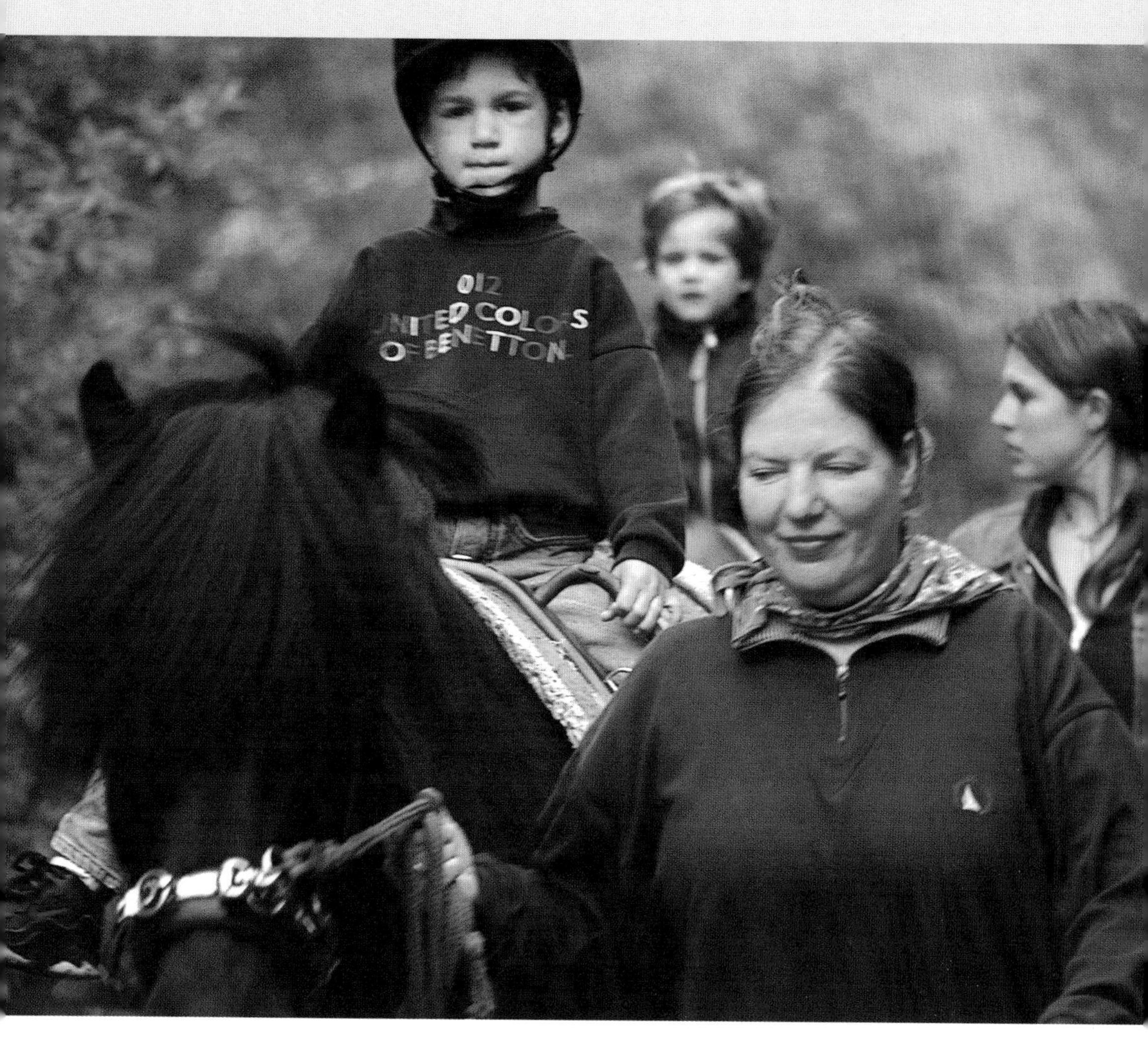

Nicht nur Geschichten lenken von der Überkonzentriertheit ab, die Kinder häufig auf dem Pferd an den Tag legen – auf geführten Ausritten im Schritt gibt es viel Ablenkendes zu sehen.

entdecken. Dann entdecken sie auch eine andere Seite an sich: den Mut. Das verändert ihr Bewusstsein von sich selbst zum Positiven. Erinnern Sie sich noch an das Zitat von Moshe Feldenkrais zu Beginn dieses Kapitels?

„Bewegung ist Leben und die Qualität der Bewegung eines Menschen zeigt uns auch die Qualität seines Lebens."

Ich finde, dass Benjamins Entwicklung auf eindrucksvolle Weise die tiefe Wahrheit dieser Behauptung nachvollziehbar macht.

Multimediakindheit: Die Welt zieht vorüber

Pferde als Realitätsprinzip

Sonja kommt zum heilpädagogischen Voltigieren in die Reithalle. Sichtlich aufgeregt flüstert sie mit den anderen Kindern und dann kann sie nicht mehr an sich halten: „Du, Frau Pietrzak, heute Abend darf ich bei David 'Krieg der Sterne' im Fernsehen sehen." Dem Vater, der daneben steht, ist die Sache irgendwie peinlich und er erklärt mir wortreich, dass er auch dabei sein wird und das Ganze eine schon längst versprochene Sache ist, weil die Kinder das so gern mal sehen wollen und als Belohnung für ... Ich lächle milde und sage nichts weiter, wohl wissend, dass Multimedia überall ist. Mittlerweile haben alle Kinder erfahren, welches „Abenteuer" der kleinen Sonja heute Abend ins Haus steht und jedes Kind möchte etwas beisteuern, das den Anschein erweckt, als wisse es schon längst, um was es gehe, so als wären sie beim „Krieg der Sterne" höchstpersönlich dabei gewesen.

Wir beginnen mit unseren Bewegungsspielen, auch wenn sich die kleinen Heldinnen der fernen Galaxien kaum beruhigen wollen. Hinter dem Pferd hergehen, Bauch zur Mitte, Beine überkreuzen, rückwärts gehen, umdrehen, traben, an der Longe anlaufen, Pferd klopfen. „Habt Ihr euer Pferd heute eigentlich schon begrüßt?" „Ach, du arme Blicka", sagt Sonja und umarmt das Pferdchen. Die anderen klopfen es tapfer – immer noch pustend. Derweil bringt eine Praktikantin ein zweites Pferd mit in die Halle. „Wie heißt das Pferd, Frau Pietrzak?" „Das ist Ghazra. Wer von euch möchte anfangen auf ihr zu reiten?" Es melden sich alle Kinder, es wird gerecht zwischen beiden Pferden aufgeteilt. Blicka zum Draufsitzen und ein Kind darf mit Hilfe der Praktikantin das Pony führen. Ein Kind sitzt auf Ghazra, das andere steht bei mir in der Mitte, wo ich das Pferd an der Longe halte und die Gangarten bestimme. Das Kind sieht zu, was das andere Kind auf dem Pferd tut. All das im ständigen Wechsel.

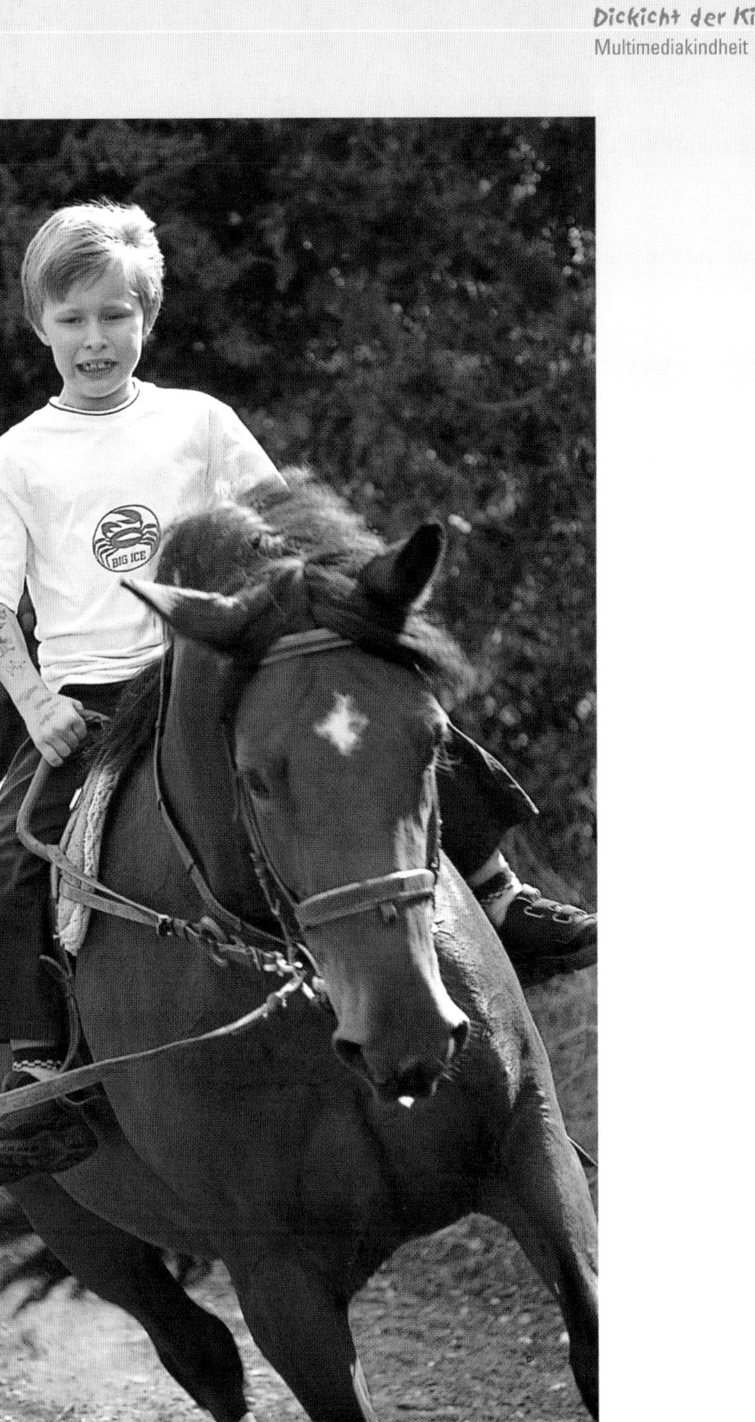

Galopp: Der Sprung ins Ungewisse erfordert Mut und Vertrauen. Auf einem galoppierenden Pferd zu sitzen ist ein Erlebnis.

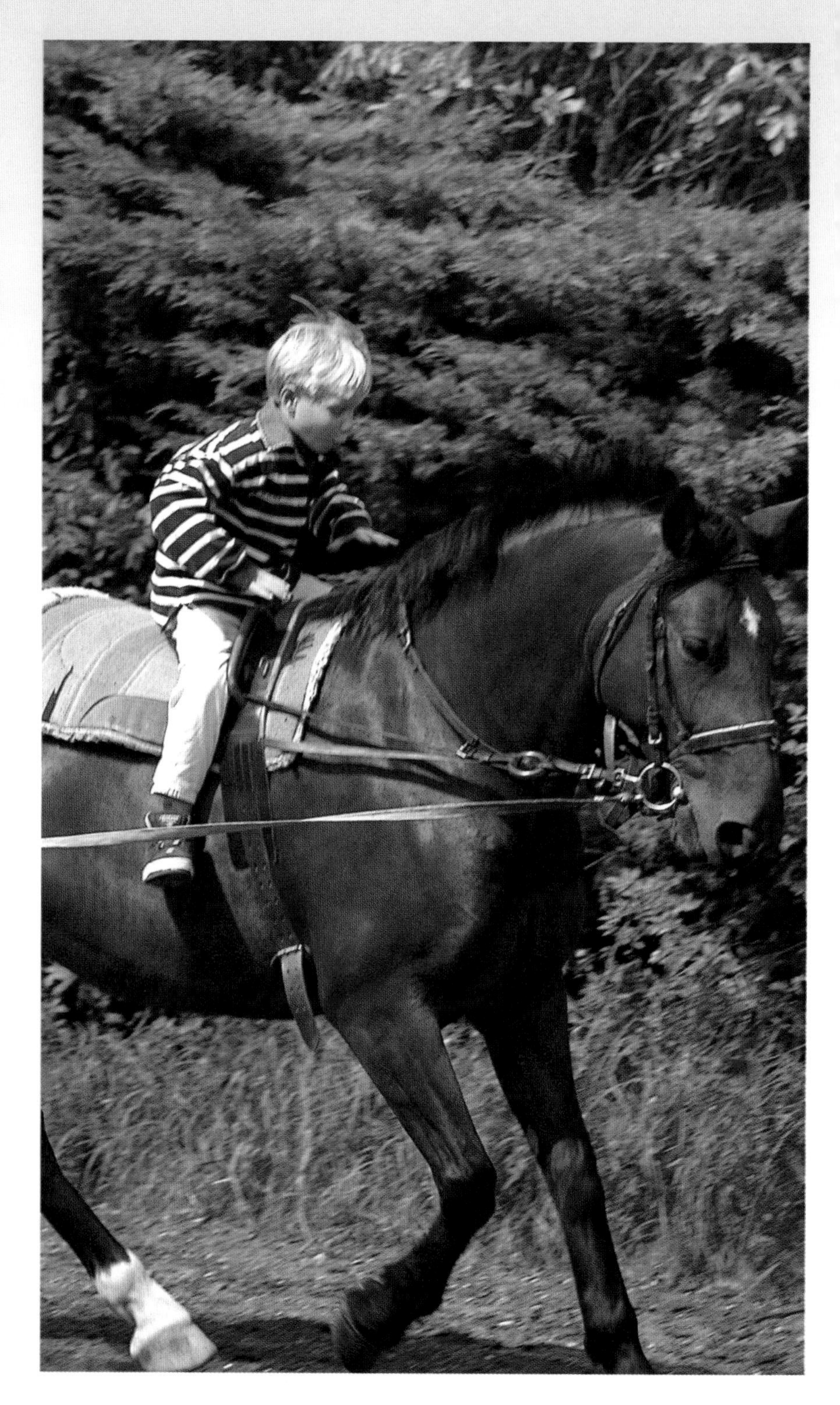

Die Hände im Galopp vom Haltegriff lösen – eine weitere Mutprobe.

Heldentum, Freiheit und Abenteuer sind die Sehnsucht aller Menschen. Jeder möchte in seinem Leben eine für ihn als herausragend geltende Tat vollbringen, die er in Freiheit erwählt hat und unter Abenteuern besteht. Ich behaupte, dass jedes Menschenleben viele Gelegenheiten dazu bereithält – es gilt lediglich, die Chance zu nutzen. Was uns davon abhalten mag ist der fehlende Mut, also Angst. Angst entsteht aus fehlendem Vertrauen in uns selbst, unser Umfeld und in den Sinn unserer Existenz schlechthin.

Der Galopp des Pferdes ist, wie ich Ihnen schon in Benjamins Geschichte beschrieben habe, der Sprung ins Ungewisse, da das Pferd vom Boden abhebt und für einen kurzen Moment durch die Luft fliegt. Auf einem großen Pferd als kleiner Mensch, wenn auch nur für Sekunden, durch die Luft zu fliegen, die Geschwindigkeit zu genießen und mit der großen Bewegung des Pferderückens in Übereinstimmung zu sein, ist eine Heldentat, denn sie erfordert Mut und Vertrauen, ist Abenteuer und ein Erlebnis, das alle Sinne und damit den ganzen Menschen erfasst.

Kinder haben eine unverfängliche Einstellung zum Heldentum und deshalb ist es in einer solchen Situation, wo es um Helden geht, unausweichlich, an diesem Thema zu arbeiten und den Galopps als Mittel dafür einzusetzen. Ich gehe stets so vor, dass die Kinder erst einmal erlernen, im Schritt, dann im Trab und darauf aufbauend im Galopp das Gleichgewicht zu halten. Pferde reagieren auf einen Reitenden, der ihm aus Mangel an Gelöstheit und Balance in den Rücken plumpst, mit einer Anspannung der Rückenmuskulatur, um Schmerzen abzuhalten. Für den Reiter auf seinem Rücken hat das zur Folge, dass er wie ein Flummiball geworfen wird. Um das Pferd vor Schmerz und das Kind vor der unschönen werfenden Bewegung zu bewahren, baue ich langsam die Bewegungserfahrung über die Schulung des Gleichgewichtes auf.

Unsere kleinen Helden und tapferen Amazonen waren an diesem Punkt angelangt. Sie hatten gelernt, die Geschwindigkeit des Galopps zu lieben und sich daran zu berauschen. Sie wussten, dass die Schaukelbewegung des Galopps eben wirklich die Bewegung auf der Schaukel ist und während sie zu Anfang noch mit beiden Händen fest die Haltegriffe des Voltigiergurtes umklammert hielten, saßen sie nun freihändig auf dem galoppierenden Pferd.

Um ihnen eine weitere Probe ihres Mutes abzuverlangen, bauten wir ein Cavaletti, eine Bodenhürde auf. Ein Cavaletti ist kein wirkliches Hindernis zum Springen, aber das Pferd wird durchaus veranlasst, einen großzügigen Satz zu machen. Dabei macht der Reiter die Bewegungserfahrung wie beim Hindernisspringen, ob die Bewegung nun kleiner oder größer ist. Zunächst beobachteten wir gemeinsam von der Hallenmitte aus, wie Ghazra sozusagen „unbemannt" über das Cavaletti sprang, noch ein bisschen unwirsch und flott vor lauter Freude, denn die Araberstute liebt es zu springen. Sonja nahm fest meine Hand und fragte „Muss denn jeder springen?" „Nein, nur wer möchte", gab ich freundlich zurück. Derweil war Ghazra in einen lockeren Trab gefallen. „Springen wir da alleine rüber?", fragt Jörn und kaut auf der Unterlippe. „Nein, ich mache die Longe dran und laufe mit." „Aha", nuschelt er durch die fest auf die Unterlippe gebissenen Zähne. „Kann man auch im Trab springen?", fragt Pia. „Ja, so fängt man am besten an." „Na gut, dann möchte ich springen." „Und du, Till, was möchtest du?" „Ich will im Galopp – aber nicht als Erster!" „Gut, Pia, dann fang du an und zieh dir als Erstes den Reithelm auf, der da vorn liegt. Sonja, hilf ihr mal dabei und dann kommst du her." Hart an der Grenze zwischen Mut und Verzweiflung wagte letztendlich jedes Kind den „großen Sprung" – erst im Trab, dann im Galopp. Die Mutigste voran und die Zaghafteste zum Schluss. So hatte sie die Möglichkeit, aus den Erfahrungen der andern Mut zu schöpfen.

Dabei ging das Pferd stets mit großer Vorsicht zu Werke, um seine kostbare Fracht nicht zu verlieren. Pferde haben die wunderbare Eigenschaft, mit ihrem Rücken so unter das Schwergewicht des Reiters zu treten, dass sie ihn immer wieder auffangen und zurechtsetzen. Natürlich klappt das nicht immer. Wenn der Reiter mit der Pferdebewegung zu wenig vertraut ist, wird er unweigerlich bei einer schwungvollen Sprungbewegung in „Wohnungsnot" kommen und nicht immer kann das Pferd ihn dann noch auffangen. Die Kinder dieser Gruppe waren über dieses Stadium hinaus, sonst hätte ich mit ihnen einen solchen Versuch nicht gewagt. Alle stiegen heil vom Pferd, setzten stolz den Reithelm ab, schüttelten die schweißverklebten Haare, klopften die Schimmelin lässig am Hals und begrüßten mit lautem „Hallo, wir sind heute gesprungen" ihre Eltern, die es kaum glau-

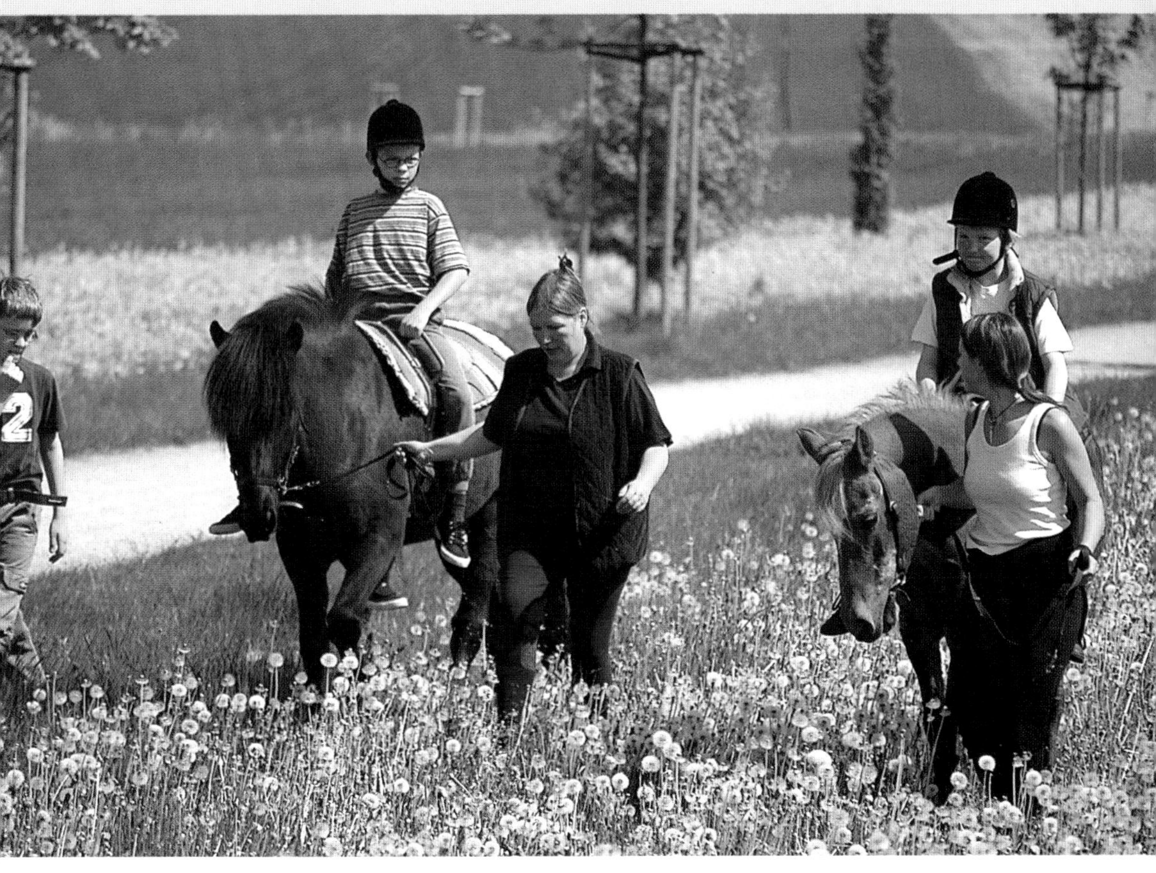

Beim Ausreiten spielen wir Ritter und Knappe und lassen der Phantasie freien Lauf.

ben wollten. Das Wegbringen der Pferde, das Absatteln und Verstauen der Requisiten in den Schränken, das noch mal Überbürsten des noch nassen Pferdefells ist an diesem Tag geradezu eine Freude. Alle helfen mit – keiner drückt sich – im Gegenteil finden es die Kinder schade, dass nichts mehr zu tun ist, nachdem die letzte Bandage fachmännisch aufgewickelt ist und die Trensen geputzt im Schrank hängen. Bleibt noch, ein Belohnerli an die tapferen Pferde zu verfüttern, und dann ist wirklich Schluss für heute. Die Kinder gehen „tröpfchenweise" und mit großem Bedauern.

Als sich die gleiche Gruppe eine Woche später trifft, frage ich Sonja nach ihrem „Weltraumerlebnis". Sonja zieht unentschlossen die Schultern nach oben und schaut den Vater fragend an, der lacht und berichtet: „Als es spannend wurde, ist sie eingeschlafen. Sie war vom Reiten ziemlich geschafft und hat David die ganze Zeit vom Springen erzählt. Der Film war

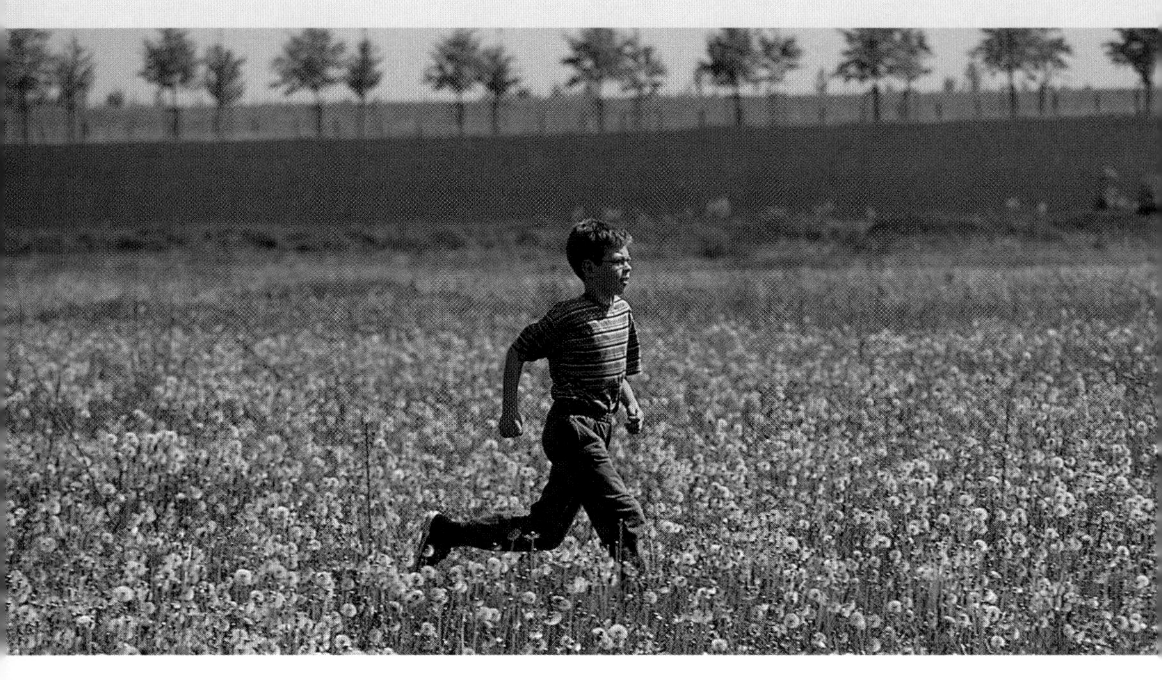

Bewegungsfreiraum gegen multimediale Erlebniswelten. Bewegung macht glücklich, Multimedia einsam.

gar nicht mehr so wichtig und für ihr Alter auch viel zu aufregend, da hat sie besser geschlafen." „Du, Frau Pietrzak", unterbricht mich ein Junge beim Zuhören und zieht kräftig an meinem Arm „springen wir heute wieder mit Ghazra?" „Ja klar, wenn ihr wollt. Oder wollen wir bei dem schönen Wetter lieber ausreiten?" „Ausreiten, ausreiten!", schreit das Kinderquartett. Mit zwei Pferden führen wir die Kinder über den nahen Kronsberg über Wiesen und Felder. Wir spielen Ritter und Knappe. Als ich frage, wer im Anschluss noch mithilft, „Ghazras" Box zu misten, wollen alle mithelfen. So ist es eben – im realen Leben wollen Kinder mit anfassen, etwas Gutes bewerkstelligen, ihre Kräfte bis an die Grenzen messen und Helden ihres Alltags sein – auch wenn manches dabei nur auf dem Misthaufen landet.

Im Zeitalter der Massenmedien ist es schwer, ein Held zu sein, weil das Fernsehen mit seinen bunten Bildern und seinen spannungsgeladenen Geschichten die Realität scheinbar zu übertreffen vermag. In Wahrheit aber ist das Leben viel spannender, denn das Fernsehen gaukelt Bewegung, Freiheit und Abenteuer nur vor. Der kleine Zuschauer ist zum Stillsitzen „verurteilt".

Fernsehen ist ein körperloses Erlebnis – es ist im wahrsten Sinne des Wortes nicht sinnvoll. Über das Sehen und Hören wird Spannung aufgebaut, die sich gleichzeitig als Körperspannung manifestiert. In der Reglosigkeit des Zuschauens kommt es zu keiner körperlichen Entspannung, auch wenn Filme happy enden, bleibt das Gefühl von Überspanntheit in all seinen Facetten wie Unruhe, Gereiztheit, Unzufriedenheit. Zufriedenheit, Entspannung und Harmonie stellen sich erst ein, wenn die Spannung durch Bewegung entladen ist. Deshalb ist Fernsehen gerade für sensible und zur Unruhe neigende Kinder Gift. Die kindliche Entwicklung ist an umfassende Bewegungserfahrungen und reichhaltige Sinneseindrücke gekoppelt. Aus dem bewegten kindlichen Spiel heraus, im Schmecken, Riechen, Tasten, Sehen, Drehen, Heben, Hören, Werfen, Aufeinanderstapeln und vielem mehr entsteht das Begreifen und darüber der Spracherwerb mit dem damit verknüpften Verstehen. Einher damit geht die langsame Aufrichtung der Wirbelsäule zum aufrechten Gang, der nur uns Menschen eigen ist und der uns vom Tier unterscheidet.

Das Fernsehen kann das Kind nichts lehren, da es nur den Seh- und Hörsinn anspricht. Es ist ein körperloses Ereignis. Körperlos aber können Kinder nichts begreifen.

Ein wirkliches Erlebnis bewegt von außen in vielerlei Hinsicht und berührt damit das Innere – so stellt sich Freude und Zufriedenheit ein wie bei unseren springenden Helden.

Wie klein, wie geradezu bescheiden nimmt sich der Begriff des „Bewegungsfreiraumes" neben den heutigen „multimedialen Erlebniswelten" aus. Doch wie großartig tut sich in der Wirklichkeit der Bewegungsfreiraum auf! Welche wunderbaren Möglichkeiten des spielerischen Lernens und Wachsens stecken in seiner kindlichen Besetzung, Durchstöberung, Erkundung und Eroberung!

Kinder, die im Bewegungsfreiraum ihre phantastischen Erlebnisräume durchwandern, haben nur geringes Interesse an „multimedialen Erlebniswelten".

Ecki ist zwölf Jahre alt. Jeden Mittwochmorgen kommt er mit fünf anderen Schülern zum heilpädagogischen Voltigieren. Meist hat er tiefe, dunkle Ränder um die Augen. Er ist in geradezu euphorischer Stimmung, umarmt das Pferd oder mich, wie es gerade kommt. Distanzlos – legt seinen Kopf an meine Schulter, spricht mit mir, als sei ich seinesgleichen. Dabei küsst und herzt er das Pferd, nennt es seine „Dicke" und „Süße", um anschließend mit überschießenden Bewegungen den anderen Kindern in die Reithalle zu folgen. Immer wieder versucht er, die Zügel des Pferdes zu erhaschen, greift dabei ins Leere, aber das macht nichts, denn schon wendet er sich einer neuen Beschäftigung wahllos zu: das Pferd am Po klopfen, wegrennen, etwas zeigen oder erzählen oder, oder, oder.

Wenn es um gemeinsames Spiel geht, steht er zurückgezogen in einer Ecke, lutscht am Daumen, seinen Blick nach innen gerichtet – fern. Dann schreit es aus ihm heraus: „Aaatackeee!" und der Nächste bekommt sie ab – die Attacke. Bum, einmal mit der Faust auf den Kopf. Oder: „Hey, Fred, ich zeig dir den neuesten Kung Fu Trick!" Krach, und Fred weint. Ist Ecki nicht mehr ganz bei Sinnen? Dabei kann er auch ganz anders sein. Hilft dem Kleinsten aufs Pferd. Läuft nebenher und hält ihn fest. Hilfsbereit ist er dann, möchte am liebsten alles was zu tun ist tun, immer mit einem bisschen zu viel die ganze Welt umarmen. Zu schnell, zu kräftig, zu viel – eben maßlos. Wenn ich ihn frage „Was hast du denn am Wochenende gemacht?" „Ach, weiß nicht – ferngesehen, mit meinem Bruder Pornos geguckt." und dann gackert er und kriegt sich gar nicht mehr ein. „Wie", frage ich ungläubig „du guckst Pornos? Wozu denn das?" „Ach, mein Bruder schließt einfach die Tür von unserem Zimmer zu und dann kann ich nicht mehr raus und dann muss ich den Schrott eben auch sehen. Schrott da!" sagt er und tritt heftig gegen die Wand. „Was kannst du machen, damit du den Schrott nicht mehr sehen musst?" „Weiß nicht, umschalten, was anderes sehen." „Und ohne Fernsehen?" „Ey das ist doch langweilig!" Während wir uns unterhalten, ist er fortwährend in Bewegung, fummelt hier und da herum, ist nie so ganz aufmerksam – eben nicht in und bei sich. Ecki ist fernsehsüchtig. Er sieht alles was er kann, zappt von einem Actionthriller zum nächsten, Horror, Sex, Gewalt, Porno – es gibt nichts, was er noch nicht gesehen hat. Sie fragen sich, was die Eltern dagegen unternehmen?

Eckis Vater ist unbekannt, seine Mutter unstet – mal hier mal da – sie leben von Sozialhilfe. Mit zwölf Jahren ist Ecki seiner Kindheit beraubt – es

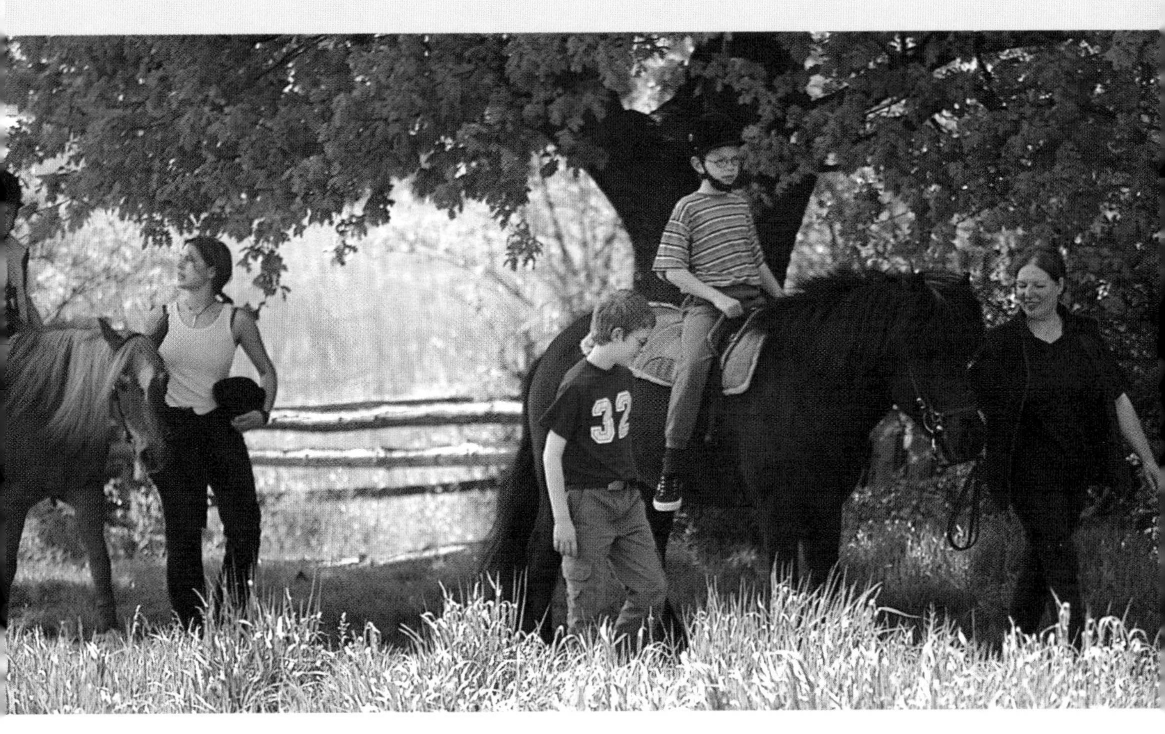

Beim erlebnispädagogischen Reiten geht es um Freiheit, Abenteuer und Heldenhaftigkeit, und darum, über körperliche Anstregungen sich selbst wieder besser wahrzunehmen.

gibt keine Geheimnisse mehr, die ihm das Leben beim Erwachsenwerden offenbaren könnte. Er hat alles „gesehen", aber nichts verstanden, geschweige denn verarbeitet. In seinem Kopf tobt ein Sturm von bunten Bildern ohne Bedeutung und sein Körper zappelt in ruheloser Überspanntheit mal hierhin, mal dorthin, unkoordiniert – sinnlos.

Was wir einmal wöchentlich in einer Stunde heilpädagogischen Voltigierens in der Gruppe für ihn tun können, ist nicht genug. Was wir können ist, seine körperliche Überreizung durch forciertes Tempo in allen Gangarten teilweise abzubauen. Zum Trost kann er das Pferd als großes Kuscheltier umarmen, auf ihm liegen und am Daumen lutschen, sich im Schritt herumtragen lassen. Aber am Nachmittag spätestens wird er wieder vor der „Glotze" sitzen ohne Eltern, die darauf achten, was ein Zwölfjähriger an Fernsehen verkraften kann. Für Kinder wie Ecki gibt es eine besondere Form des heilpädagogischen Reitens. Es ist erlebnispädagogisch ausgerichtet und kann beispielsweise eine vierwöchige Trekkingtour zu Pferde für größere Kinder und Jugendliche sein. Die Touren sind so ausgelegt, dass städtische Umgebungen gemieden, Dorfränder gestreift werden. Jedes teilnehmende Kind hat ein Pferd, für das es die Tour über verantwortlich ist. Essen, Kochen, Wäsche waschen, Zelte auf- und abbauen, die Pferde füttern, putzen und versorgen, das Sattelzeug in Ordnung halten, alles muss die Gruppe in Begleitung der Fachkräfte selbst organisieren.

Dabei geht es natürlich um Freiheit, Abenteuer und Heldenhaftigkeit. Es geht darum, sich das Leben wieder anzueignen, über den Pferderücken auf den Boden der Tatsachen zurückzukommen. Sich selbst über die körperliche Anstrengung wieder wahrzunehmen, teilweise bis zur Schmerzgrenze und Erschöpfung zu gehen, um sich zu spüren. In Beziehung zu treten zu dem, was trägt, dem Pferd, der Gruppe, den Erwachsenen, der Erde. Das Schöne und Gute im heraufsteigenden Morgen eines Tages zu erkennen und Freundschaften zu schließen. Es ist die Wildheit und Natürlichkeit, die diese Kinder und Jugendlichen auf beschwerlichen Ritten zu sich kommen lässt und die ihnen ein Stück Selbstvertrauen geben kann, von dem sie vorher noch nicht einmal ahnten, dass sie dazu fähig sind.

Es gibt andere Formen der Erlebnispädagogik auf Schiffen, Bergtouren und anderes. Das Pferd aber bringt Qualitäten mit, die gerade Kindern und Jugendlichen etwas Einzigartiges bieten. Ich umschreibe es mit dem Begriff des Vertrauens.

Das Pferd fordert uns immer wieder zum direkten Vertrauen auf und auch es selbst will stets seinem Reiter vertrauen können, nur so ist ein harmonisches Miteinander möglich. Diesem Wunsch gibt das Pferd fortwährend Ausdruck, es spiegelt dem Reiter sein Misstrauen, indem es selbst misstrauisch ist. Es wehrt sich gegen unsanfte Behandlung, gegen Festhalten, wenn Voranschreiten angesagt ist, gegen Ungerechtigkeiten und Uneindeutigkeit. Das Pferd erzieht, es ersetzt ein Stück weit die Eltern, die diese Aufgabe nicht wahrgenommen haben oder wahrnehmen konnten.

Eine vierwöchige Tour kann Großes bewirken, freilich müssen die Reiter eine Grundausbildung im Umgang mit und auf dem Pferd haben. Solche Touren werden im Rahmen von Jugendhilfemaßnahmen oder von größeren Erziehungsinstitutionen angeboten. Sie sind nicht zu verwechseln mit Ponytrecks, die von Reitställen angeboten werden. Hier würden die Kinder und Jugendlichen erneut an den Anforderungen ihrer Umwelt scheitern, denen sie nicht gewachsen sind.

Beziehungskrisen: Scheiden tut auch Kindern weh

Vertrauen und Beziehungsfähigkeit im Pferdekontakt zurückgewinnen

In Deutschland wird heute jede dritte Ehe geschieden. So leicht sich scheinbar Erwachsene mit Trennungen tun, für Kinder bedeuten sie immer eine tiefe emotionale Krise. Kinder hängen in großer Loyalität an beiden Elternteilen, eine Trennung bringt sie in schwere Konflikte. Auf welche Seite sollen sie sich schlagen? Wen mehr lieben? Was wird aus dem Elternteil, der fortgeht? Wird der Verlassene wieder glücklich irgendwann? Was wird aus ihnen? Sind sie mit schuld an der Trennung der Eltern? All das sind Fragen, die diese Kinder beschäftigen.

Kinder ersinnen Listen, um die getrennten Eltern wieder zusammenzubringen, sie bitten Feen, Engel, Gott und alles, an was man glauben mag, um Hilfe; sie inszenieren theatralische Szenen – mehr oder weniger bewusst – und hoffen und wünschen hartnäckig, dass alles wieder so wird wie es war: Mama, Papa, Kind wieder eine Familie. Die Seelenschaukel der Kinder schwingt zwischen Wut, Verzweiflung und Hoffnung hin und her. Wut auf den Elternteil, bei dem sie leben, Wut auf den, der sie verlassen hat, Wut darauf, dass nichts mehr so ist wie es war. Verzweiflung, weil der tragende emotionale Boden des Kindes so stark ins Wanken geraten ist, dass ihm seine Gegenwart und Zukunft nicht mehr sicher erscheint, und Hoffnung auf eine märchenhafte plötzliche Wende zum Guten, auf ein Wunder, was immer Liebe und Harmonie bedeutet.

Sicherlich leiden auch die Eltern, denn nicht selten sind Wohnungswechsel, finanzielle Einschränkungen, Alleinsein und Trennungsschmerz mit der Scheidung verbunden. Oft hegen sie Schuldgefühle gegenüber ihren ehemaligen Partnern oder ihren Kindern. Als plötzlich Alleinerziehende sind sie nicht selten überfordert, werden ungeduldig und unwirsch. Kinder binden sich ihrerseits in ihrer Not viel enger an den ihnen verbliebenen Elternteil und fühlen sich umso bedrohter, wenn der Erwachsene sie in seiner Überforderung entnervt von sich stößt. Oft fallen Kinder dann in frühere Ent-

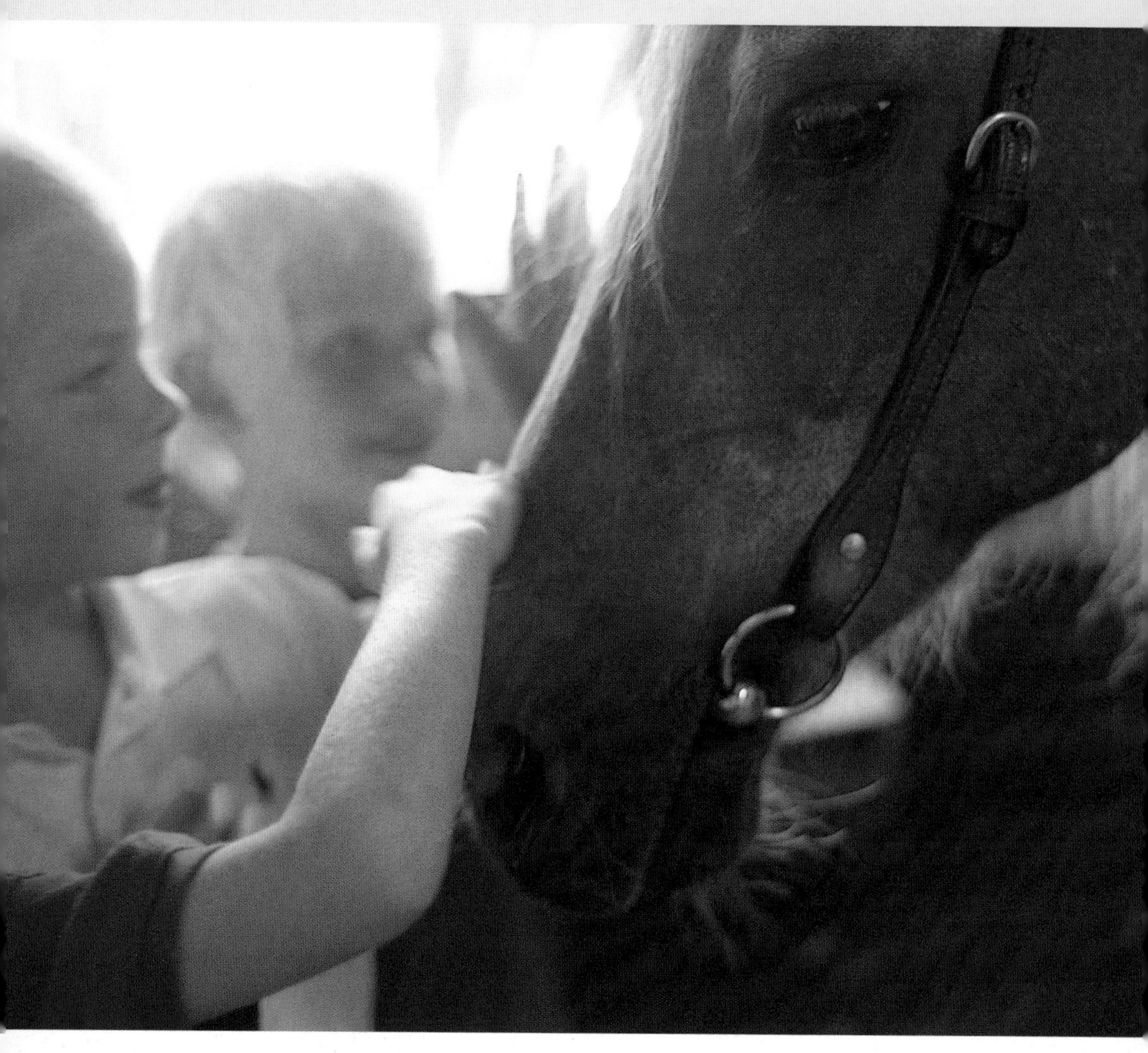

Pferde lassen Kontakt zu und suchen ihn beim Menschen. Sie nehmen Rücksicht und als Gegenleistung ein paar Streicheleinheiten entgegen.

wicklungsstufen zurück, nässen plötzlich wieder ein, weisen Sprachstörungen auf oder lutschen beispielsweise am Daumen. Ihr Vertrauen in die Tragfähigkeit menschlicher Beziehungen ist zutiefst erschüttert, emotionaler Rückzug ist angesagt. In solchen Situationen brauchen Kinder Hilfe, damit sie nicht als Erwachsene eine tragische Figur abgeben, die an der Oberfläche dauernd wechselnder menschlicher Beziehungen herumdümpelt und der jedes tiefere Glück versagt bleibt.

Pferde lassen Kontakt zu, erwidern und suchen ihn beim Menschen. Sie wissen ja schon: Tierkontakt basiert auf Körpersprache, auf dem wortlosen

Herausfinden, was der andere braucht und was er mag. Kein kleinliches Herumgekrittel und entnervtes Meckern stört die Kommunikation. Das Pferd als Reittier trägt. Es trägt uns mit all unseren Lasten, Bedrängnissen und Nöten – es findet uns nicht unerträglich. Pferde haben eine starke energetische Ausstrahlung. Sie erden, bringen uns also wieder auf den Boden der Tatsachen, den wir mit unseren Ängsten oft verlassen, und sie geben Kraft. Ihre verschiedenen Gangarten zentrieren, beschwingen und ermutigen – sie tanzen uns in die Freude. Sagen Sie selbst: Ist das nicht genau das Richtige, was ein kleiner Mensch in dieser Lebenslage braucht?

Der Isländer Krummi mit seinem dicken Kuschelfell ist für alle Kinder immer eine besondere Attraktion. Vielleicht weil er selbst das Kindchenschema verkörpert.

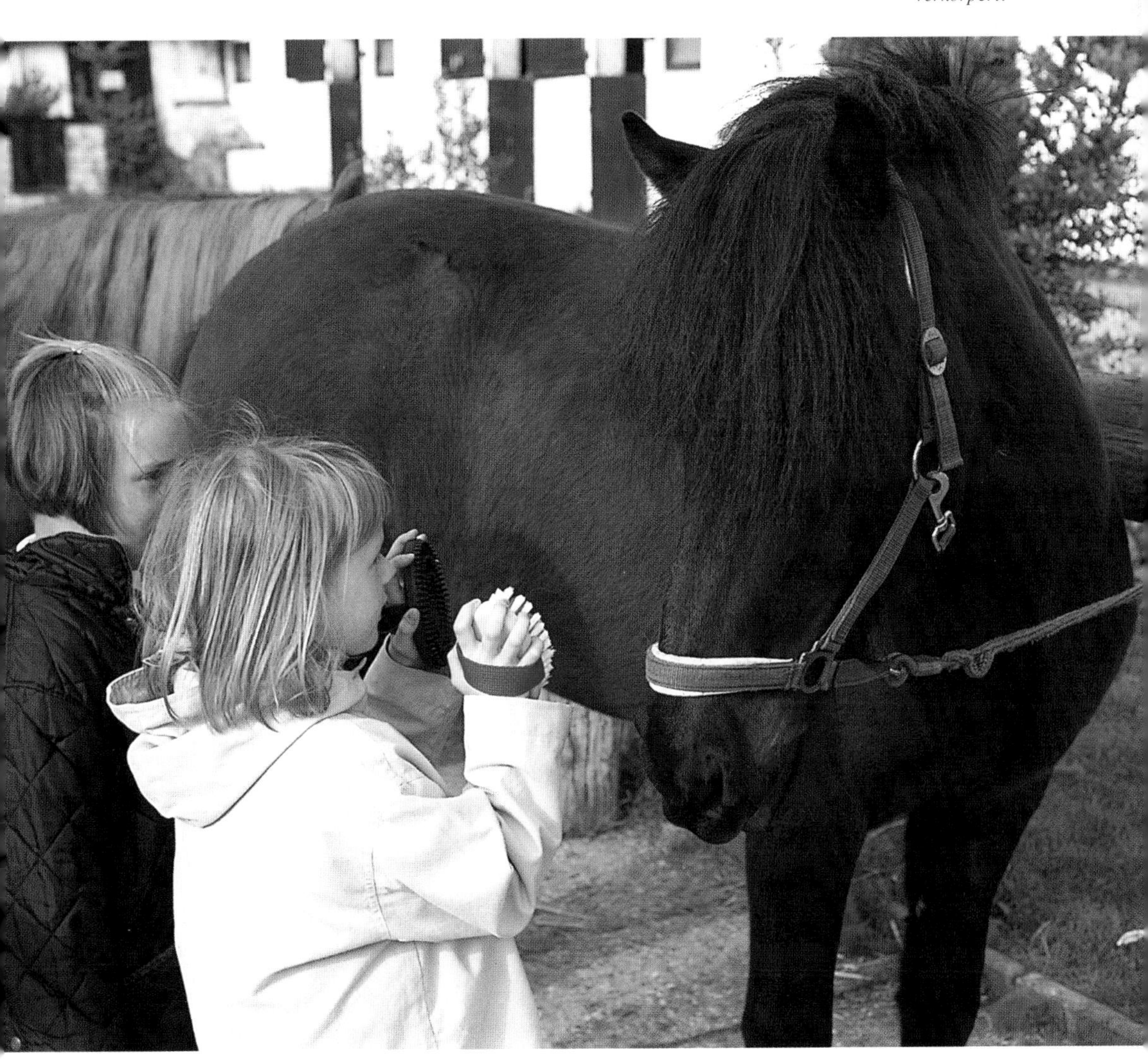

Das meinte auch Natalies Mutter, die ihrer Tochter auf Anraten einer Psychologin bei mir zum HPV anmeldete. Dicht an ihre Mutter gedrängt, den Daumen im Mund, so lernte ich die Sechsjährige kennen. Ihr blasses Gesicht mit den hellen Augen wirkte traurig und teilnahmslos zugleich. Aus dem Vorgespräch mit der Mutter wusste ich, dass Natalie Pferde sehr mochte, aber noch keinerlei Kontakt mit ihnen hatte. Deshalb ging ich als Erstes mit ihr durch den Pferdestall. Als ich ihr meinen schönen Isländerrappen „Krummi" ([kruemmi], isl. Rabe) zeigte, fiel ihr der Daumen aus dem Mund und die Teilnahmslosigkeit schwand aus ihrem Gesicht; „Guck mal Mama, wie ein großer Teddybär". Es war Herbst und Krummi begann sich sein Winterfell zuzulegen, das bei den Isländern besonders üppig wächst. Mit seiner puscheligen Mähne und dem flauschigen schwarzglänzenden Fell sah er in der Tat wie ein Teddybär aus und ein großer Teddybär war genau das, was Natalie sich jetzt wünschte. Ihre Augen wurden lebhaft und sie zupfte aufgeregt am Mantel der Mutter. „Möchtest du gern einmal das Fell von Krummi anfassen?" fragte ich sie, während ich dem Isländer ein Stallhalfter umlegte und ihn aus seiner Box holte. „Nein" kam die klare Absage, ehe der Daumen wieder im Mund verschwand. Ich fing an, das Pferd, das noch Ponygröße hat, aber sehr viel stabiler gebaut ist, zu bürsten. Das Kind verfolgte meine Aktivitäten interessiert, aber ohne sich von der Mutter zu lösen. Als ich Krummi gründlich und in aller Ruhe geputzt hatte, legte ich ihm einen Voltigurt auf und zog ihn fest. „Wofür ist das?", wollte Natalie wissen. „Zum Festhalten, wenn man oben drauf sitzt." „Reitest du jetzt darauf?" „Nein, aber nachher kommen Kinder, die auf Krummi reiten und deshalb bürste ich ihn und mache den Gurt fest." „Was für Kinder kommen denn zum Reiten?" „Die sind so alt wie du – ungefähr – zwei Jungen und zwei Mädchen." „Können die reiten?" fragt Natalie nun noch mit Daumen im Mund. „Die kommen, um es zu lernen, man muss das nicht schon vorher können. Wir voltigieren erst einmal, Reiten lernt man, wenn man älter ist – zehn Jahre – das ist ein gutes Alter dafür." Die Kleine zupft heftig am Mantel der Mutter und deutet an, ihr etwas ins Ohr flüstern zu wollen. „Sag doch selbst, die Frau beißt dich schon nicht!" drängt die Mutter. „Nein du!" und schon wird der Ton weinerlich und trotzig. „Natalie möchte wissen, ob sie auch einmal auf dem schwarzen Pferd reiten

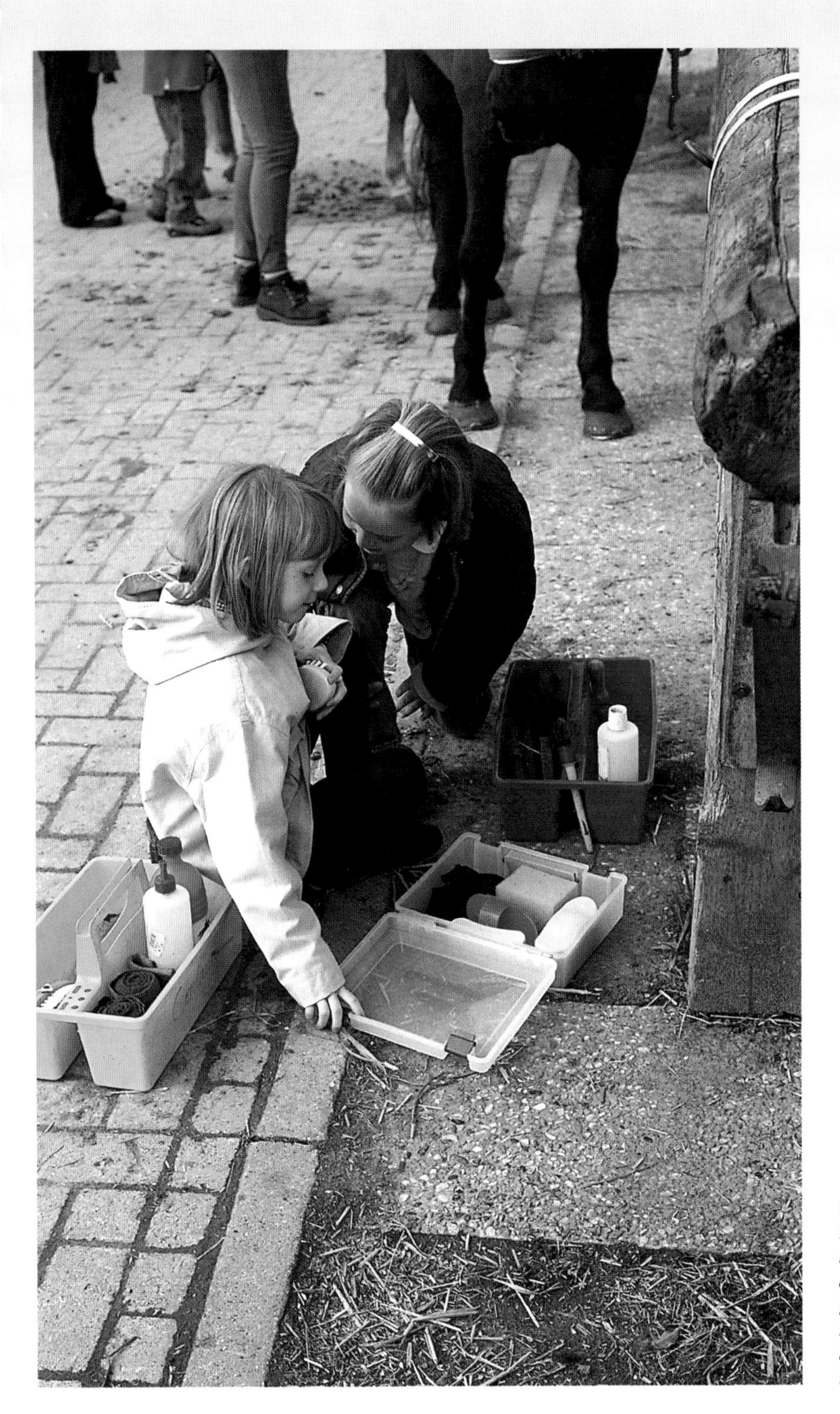

Voltigieren ist schon im Kindergartenalter möglich. Das Putzen ist da noch nicht so ernst gemeint, aber es ist schön, mit den Bürsten aus dem Putzkoffer herum zu spielen.

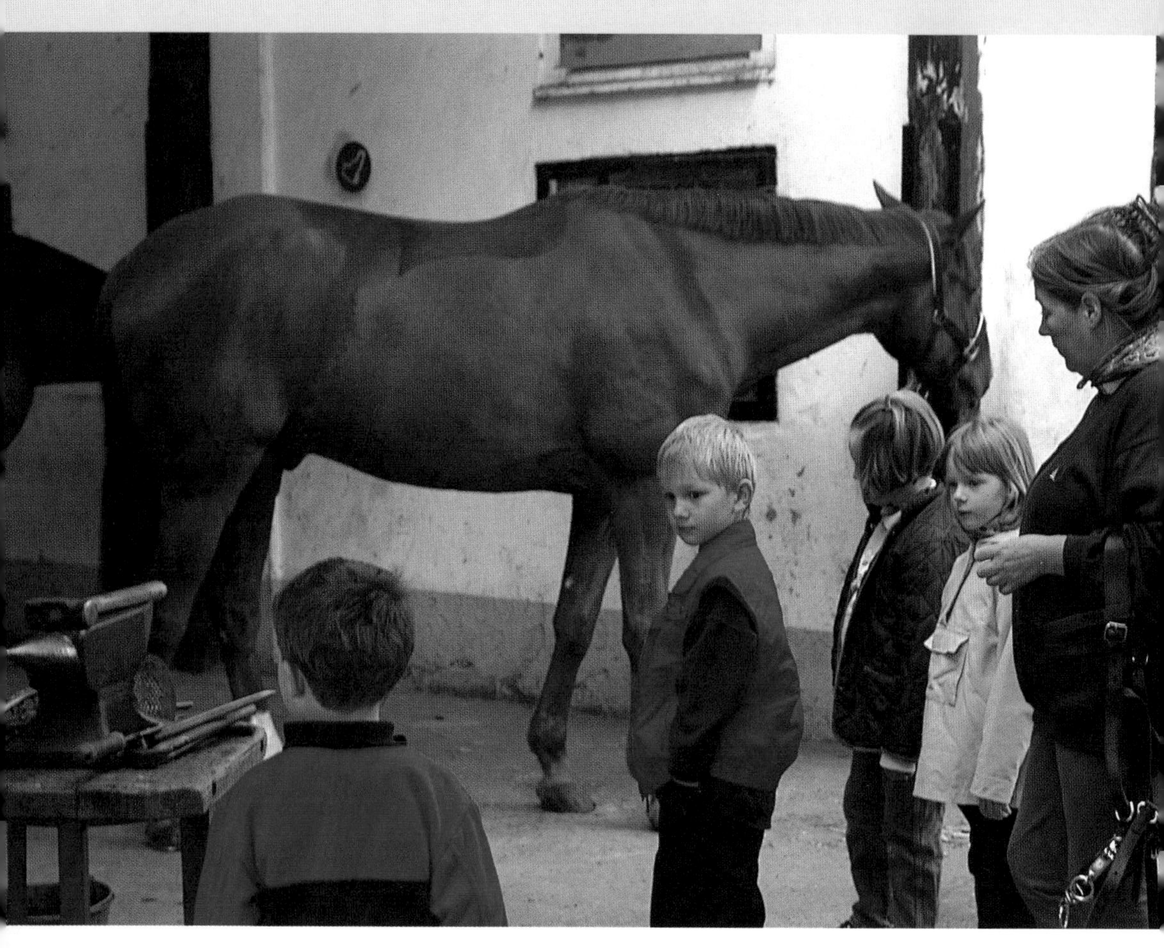

Kinder brauchen Kinder als Spielgefährten und Gemeinsames zum Staunen wie hier beim Schmied.

darf." „Wenn du mit in die Reithalle kommst, dann darfst du dich einmal auf Krummi setzen", gebe ich zurück und tue so, als sei es mir ziemlich egal, ob sie mitkommt oder nicht.

Gerade bei zögernden, misstrauischen und ängstlichen Kindern ist es wichtig, dass sie sich das Pferd selbst aussuchen können und den Wunsch, es zu berühren, zu putzen oder sich draufzusetzen, selbst äußern. Jeder Druck, jedes Erzwingen oder Verführen macht sie noch ängstlicher und misstrauischer. Ich gehe also mit meinem isländischen Raben in die Reithalle voraus und sehe im Augenwinkel, wie die Kleine ihre Mutter drängt und energisch vorwärts schiebt. „Nicht ohne meine Mutter" das ist zur zeit Natalies Motto und die Mutter ist entnervt. „Ich will doch nicht reiten, du willst doch, dann geh auch!" „Sie können ruhig mitkommen", sage ich zur

Mutter und gebe ihr ein Zeichen, zu folgen. Als wir zu dritt neben dem Pferd in der Reithalle stehen, reckt Natalie die Arme zum Voltigriff hinauf. Sie kommt noch nicht ganz dran, aber sie hat sich damit das erste Mal von der Mutter gelöst. Ich hebe sie hinauf und fordere sie auf, Krummi zu streicheln, was sie auch sofort tut. „Wie ein Teddybär, Mama" verkündet sie mit munterer Stimme. „Ja, Natalie, ich gehe jetzt raus, bis du fertig geritten hast, mein Schatz" – aber da hatte die Mutter die Rechnung ohne ihre jetzt sehr energisch werdende Tochter gemacht. „Du hast es mir versprochen, du bleibst so lange, bis ich fertig bin", sprachs und zeigte der Mutter eine kleine Treppe in der Halle, die ich als Aufsteighilfe nutze „da kannst du dich doch hinsetzen und zugucken".

Ich unterstütze Natalie in ihrem Wunsch und so nimmt die Mutter schließlich auf der Treppe Platz. Doch war da nicht so ein tyrannischer Unterton des Kindes? War da nicht so ein trotziges: „und mir entkommst du nicht!" Dieses Hin- und Herschwanken zwischen dem „Verlass mich nicht" und dem „du bist an allem schuld"? Natalie war zunächst zufrieden, erwartungsvoll sah sie mich an. „Wollen wir ein bisschen gehen?" „Hmm" nickt sie und wir gehen los. Krummi setzt seine Hufe kräftig auf. Seine Tritte sind naturgemäß nicht sehr lang und somit schwingt der Rücken auch nicht zu stark, das würde eher Angst einflößen, ein Gefühl von Bodenlosigkeit auslösen. Natalie hält sich fester als nötig an den Haltegriffen des Gurtes. Zunächst scheint sie die Bewegung des schreitenden Pferdes zu ängstigen. Aber sie sagt nichts. Sie konzentriert sich stark auf das Festhalten und blickt zur Sicherheit immer mal wieder zu Mutter. Derweil klopfe ich öfter den Pferdehals und sage dem Pferd, dass es brav ist und fordere die Reiterin auf, es mir gleichzutun. Ich möchte damit erreichen, dass sie ihre ängstliche Überkonzentration aufgibt und sich mehr auf die Situation und das Pferd einlässt. Und das gelingt auch. Nach ein paar Runden im Schritt durch die Halle fasst das Kind Zutrauen zur Situation und beginnt, den Rappen zu streicheln und zu klopfen. „Schön weich", bemerkt sie zum Fell „darf ich mal an ihm riechen?" Ich halte das Pferd an und das Kind beugt sich vorsichtig nach vorn, um an seinem Fell zu schnuppern. Natalie lässt die Mähnenhaare durch die Finger gleiten und legt sich dann vornüber, den Kopf am Mähnenkamm, mit den Armen den Pferdehals umfangend. „Wie ein großer Teddybär", sagt sie lächelnd. Das alles vollzieht sich während das Pferd steht, was Natalie im Moment offensichtlich ausreicht. Zu viel Bewegung würde ihr momentan sowieso schon zu stark in Bewegung geratenes Seelenleben weiter chaotisieren. So kuschelt sie nach Herzenslust, während Krummi so eine Art Vaterersatz bietet, was er sich gern gefallen lässt. „Möchtest du nächste Woche wiederkommen, Krummi besuchen?" „Ja, wenn Mama mitkommt."

Zweieinhalb Jahre kam Natalie zum HPV, wurde zusehends fröhlicher und gewann ihr Selbstvertrauen zurück. Statt mit Mama zu spielen, traf sie sich bald lieber mit anderen Kindern, wobei das Lieblingsspiel immer etwas mit Pferden zu tun hatte. Ab dem siebten Lebensjahr, als sie in die Schule ging, schlief sie nicht mehr in Mamas Bett und lutschte auch nicht mehr am Daumen. Mittlerweile ist sie in einer Reitgruppe, pferdenärrisch wie eh und je. Die Scheidung ihrer Eltern war im Übrigen nie ein Gesprächsthema zwischen Natalie und mir. Sie erwähnte es irgendwann einmal beiläufig, später öfter, völlig unbefangen im Sinne einer Tatsache, mit der sie sich abgefunden hatte. Mit Freude stellte sie mir dann kürzlich ihren Vater vor, der zum Zuschauen beim Reiten mitgekommen war.

Vielleicht wundern Sie sich darüber, dass der eigentliche Konflikt des Kindes nicht Thema von Gesprächen während der HPV-Stunden zwischen uns war. Die inneren Konflikte des Kindes zeigen sich deutlich in seiner Körpersprache, im Daumenlutschen, in der teilnahmslosen Mimik, den weit aufgerissenen Kinderaugen.

Das Pferd bietet unzählige Möglichkeiten, seelisches Ungleichgewicht, Mangelzustände oder Chaos auszugleichen. Im Falle Natalies war es zunächst die Wahl des schwarzen, kräftigen männlichen Pferdes als Ausgleich für die fehlende Vaterenergie. Den Verlust an Wärme und Zuneigung glich das Kind durch das Liegen, Streicheln und Riechen am Teddyfell des Isländers aus. Dass nach so viel bewegenden Ereignissen erst einmal Stabilität von Nöten war, drückt ihr Wunsch nach nicht zu viel Bewegung des Pferdes aus, und so fort. Letztlich ist es so, dass wir in der therapeutischen Arbeit mit Kindern und Pferden von außen nach innen arbeiten, also durch die allmähliche Veränderung der äußeren Bedingungen und Haltungen die innere Einstellung und Haltung verändern.

Die mobile Gesellschaft

Unterwegs ohne anzukommen – entwurzelte Kinder kommen bei Pferden gut an

„Der Weg ist das Ziel.“ Buddha

Während ich weiter an diesem Buch schreibe, verbringe ich meinen Sommerurlaub auf der griechischen Insel Corfu. In etwa sechs Stunden haben wir unseren Lebensmittelpunkt für drei Wochen rund 2000 Kilometer weiter südlich verlegt. Das ging alles sehr schnell und relativ komfortabel und gehört für viele mit zu den schönsten Wochen des Jahres. Mobilität ist praktisch, erweitert den Aktionsradius, verbindet Menschen, Länder und Interessen. Mobilität eröffnet ungeahnte Möglichkeiten des Sehens und Gesehenwerdens.

Neben dem hohen Preis der Umweltzerstörung zahlen wir aber stets einen ganz persönlichen Obolus, bekannt unter dem Namen Jetlag bei Transatlantikflügen. Aber auch bei einem zwei Stunden Flug oder Autoreisen stellt sich dieser Zustand der Entwurzelung, von „noch nicht angekommen sein“, ein. Als brauchte die Seele immer noch ein paar Tage oder Stunden, bis sie unseren Körper wieder eingeholt hat – bis wir sozusagen wieder bei uns sind.

„Wo du nicht zu Fuß gewesen bist, bist du nie angekommen.“ Dieser Satz gilt ganz besonders für Kinder, da sie ja gerade erst dabei sind, Fuß in dieser Welt zu fassen und ihr Organismus noch viel empfindsamer reagiert als der des Erwachsenen. Im Auto zum Kindergarten, mit dem Auto nach Hause, zum Kindergeburtstag – ganz mobil gestaltet sich der Kinderalltag heute in vielen Familien. Verstehen Sie mich bitte richtig, es geht mir nicht um Werturteile oder darum, Ihnen Moral zu predigen, sondern um die Beschreibung von Lebenswelten, die sich heute so vollziehen, dass Kinder die Realität als Inseln erleben, während die Welt außerhalb des Fahrzeugs, die Wege zu den Ereignissen wie ein Film an ihnen vorüberziehen. Man ist

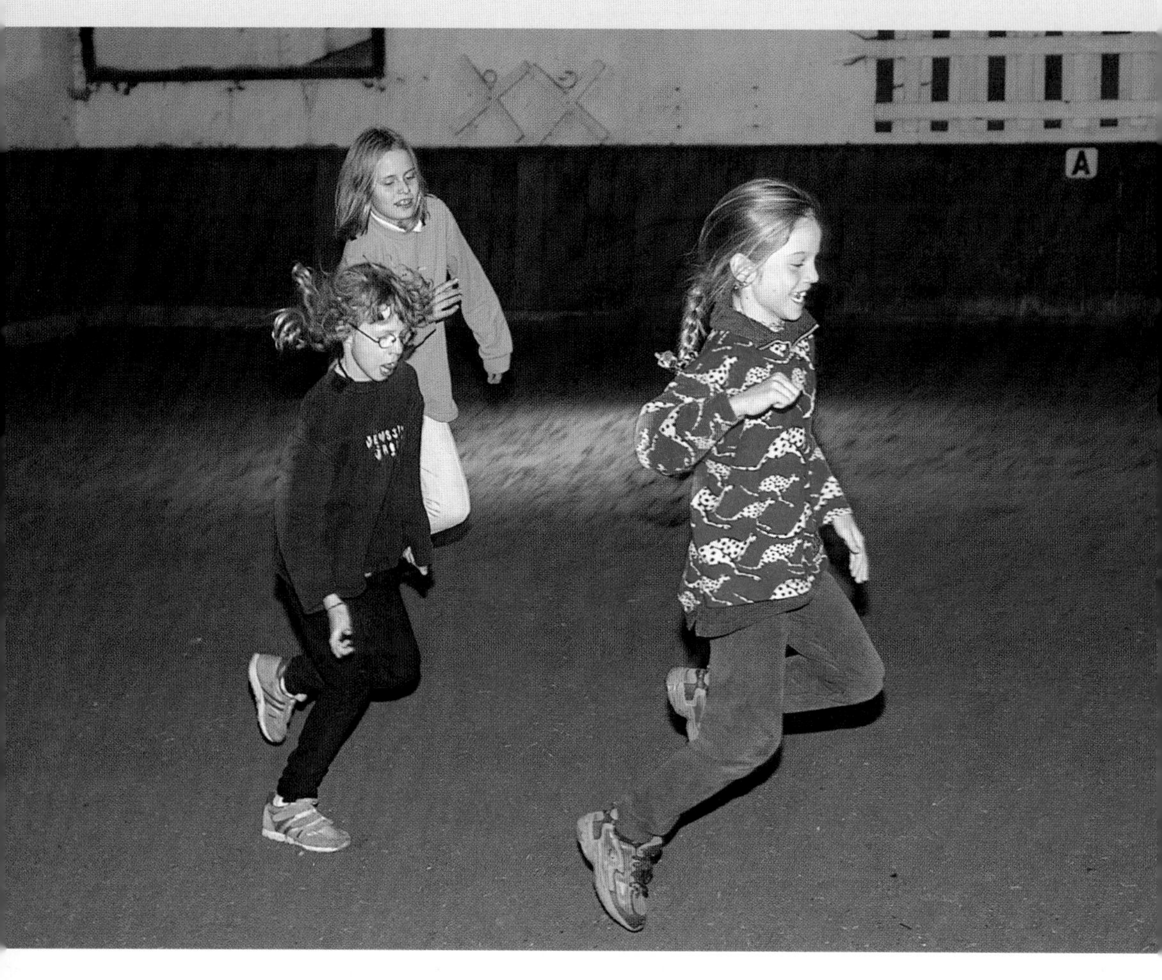

Spaß auf Schusters Rappen: Gehen, Hüpfen, Springen – ein qualitatives Erfassen der Welt.

nicht in der Welt, sondern durch die Welt, eine Welt wie ein Schweizer Käse mit vielen Löchern. Es ist sozusagen eine quantitatives Erfassen, Anhäufen verschiedener unzusammenhängender Lebenswelten.

Gehen hingegen, mit beiden Beinen die Welt zu durchschreiten, ist das qualitative Erfassen der Welt. Das Laufen unserer Kinder scheint nur solange zu interessieren wie sie es noch nicht beherrschen. Alle Eltern sehnen diesen Moment herbei und vergessen ihn nicht so schnell. Steht der Nachwuchs dann endlich auf seinen kurzen Beinchen und beginnt laufend die Welt zu erforschen, fährt man ihn alsbald anstelle im Kinderwagen im Auto herum. Die Frage, wie viel Weg wir und unsere Kinder noch zu Fuß zurücklegen, ist zeitgeistgeprägt und größtenteils von Sachzwängen beherrscht, die das Aussteigen zur Tortur werden lassen. Dass die heutige Form der Mobilität zur Bewegungslosigkeit zwingt, nehmen wir dabei billigend in Kauf. Was Bewegungseinschränkungen bei Kindern anrichten können und wie wir mit Pferden helfen können, wieder in Gang zu kommen, habe ich Ihnen am Beispiel des kleinen Benjamin beschrieben. Hier geht es mir um einen anderen Aspekt als direkte Auswirkung der modernen mobilen Gesellschaft: einer Veränderung der Wahrnehmung und das Hervorbringen eines anderen Bewusstseins durch den Verwöhnaspekt der technischen Entwicklung. Dies ist ein Phänomen, das uns alle betrifft, weil es einen direkten Einfluss auf unsere Zukunft hat, denn Kinder sind nun mal unsere Zukunft und deren Gegenwart wird die Qualität unseres Alters bestimmen.

Haben Sie noch ein wenig Geduld, bis wir wieder zu den Pferden zurückkehren, sie sind nicht aus den Augen verloren. Sie wissen ja, die Pferde haben vormals unsere Mobilität erst ermöglicht! Die PS unter der Motorhaube freilich haben eine andere Wirkung! Folgen Sie mir noch ein Stück auf Schusters Rappen. Gehen unterstützt über das Abrollen der Fußsohlen auf dem Untergrund den Tatantrieb, macht also aktiv. Gehen rhythmisiert, bringt Herz und Kreislauf in Schwung. Gehen kann meditative Wirkung haben im Sinne des muskulären Entspannens und Loslassens von quälenden Gedanken. Gehen kann aber auch den gegenteiligen Effekt haben, kann die Kreativität und neue Ideen fördern. Gehend erforschen wir unsere Umgebung, entwickeln ein Bewusstsein von Zeit und Raum.

In dem immer wiederkehrenden Durchmessen gleicher Orte, Räume, Wege liegt das Verwurzeln begründet und das Gefühl von Heimat stellt sich ein, dem Ankommen und zu Hause sein. Sie sehen, vieles passiert auch auf Schusters Rappen. Die fortschreitende, immer perfektere Mobilität hebt Wege auf, setzt nur noch Ziel an Ziel. Es nimmt sich aus wie bei einem Gesellschaftsspiel: Man jagt von einem Ereignisfeld zum nächsten. Versuchen Sie sich einmal in die Lage eines jungen Kindes zu versetzen, das von einem Ereignis zum nächsten gefahren wird. Sie erreichen nicht durch Anstrengung einen Ort, an dem Sie sich erst einmal von den Mühen des Weges erholen. Einen Ort, der gerade Ihrer Anstrengungen wegen eine besondere Größe und Schönheit besitzt, den Sie herbeigesehnt haben und

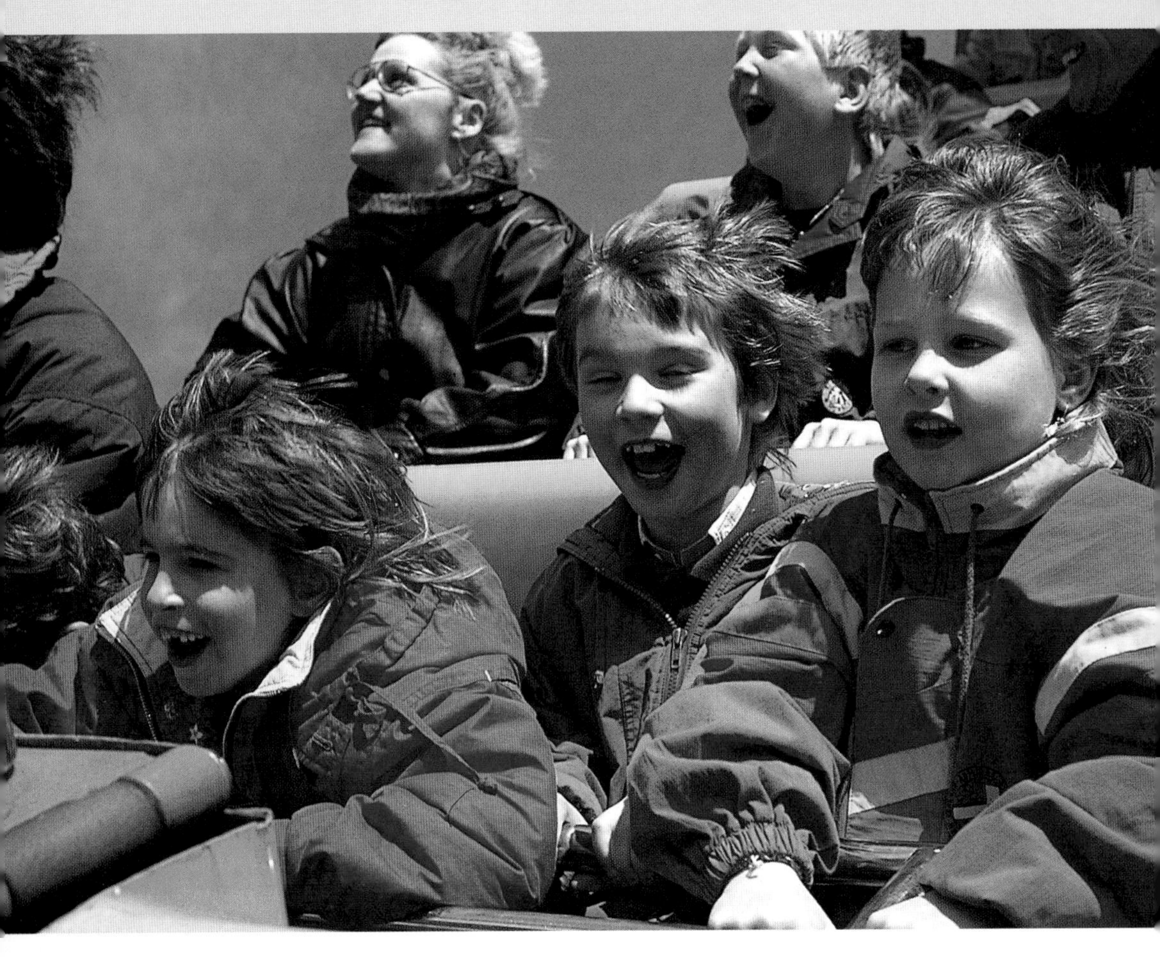

Totale Reizüberflutung – auf der Suche nach immer neuen Ereignissen werden gerade sensible und feine Kinder völlig überfordert.

der deshalb für Sie eine Bedeutung erhielt. Als Kind von heute erreichen Sie den Ort ohne Anstrengung, festgeschnallt im Kindersitz, meist schlafend. Gut ausgeruht werden Sie in das Ereignis „geworfen". Was tun Sie? Richtig, Sie drehen erst mal so richtig auf. Und was erzählen Sie? Genau, von dem vorigen Ereignisfeld, in dem Sie sich befanden. Lauter unzusammenhängende Bruchstücke werden aneinander gereiht. Die Ereignisse selbst haben nur noch Episodencharakter, sie hinterlassen keine Eindrücke mehr, weil Sie, bevor Sie mit all Ihren Empfindungen überhaupt angekommen sind, schon wieder in das nächste Ereignis „geworfen" werden. Eben waren Sie noch auf Jans Kindergeburtstag und jetzt sind Sie bei Oma und Opa. War das Erreichen eines Zieles vormals mit einem ereignisreichen Weg verbunden, der Herausforderungen in sich barg und der Erfahrungen bescherte, so wird nun der Weg zur lästigen Wartezeit und das Ziel alles. Nicht mehr der Weg ist das Ziel, sondern das Ziel ist das Ziel. Damit aber verliert das Ziel an Bedeutung, wird austauschbar, muss ständig übertroffen werden, um überhaupt noch als Ziel erkennbar zu sein, immer höher, weiter, schneller, das Suchen, das zur Sucht wird, an dessen Ende nicht die Zu-Frieden-heit, sondern der Überdruss steht. Mit einher geht eine permanente Reizüberflutung, die auf die noch zarten Sinnesfunktionen von Kindern destabilisierend wirkt und keineswegs einen reifungsbegünstigenden Charakter hat. Nervosität bis hin zu bestimmten Formen der Hyperaktivität, Konzentrationsschwäche, Schlafstörungen, Lernschwierigkeiten, gesteigerte Aggressivität sind Folgen der Reizüberflutung gerade bei feinen und sensiblen Kindern. Probleme in der Schule sind dann unausweichlich.

Pferde sind Urgefährten der menschlichen Mobilität. Durch ihre Zähmung, ihre Bereitschaft, uns und unsere Lasten zu tragen, wurde es möglich, Grenzen hinauszuschieben und Entfernungen zu überwinden. Heute, in einem Zeitalter ruheloser Mobilität, führen sie uns zurück zu maß- und taktvoller Beweglichkeit. Ihr Aufforderungscharakter richtet sich an den Menschen in seiner Ganzheit als geistiges, seelisches, soziales und körperliches Wesen. Nur solchermaßen angesprochen ist nachhaltiges Lernen möglich, lässt sich der Mensch beeindrucken.

Und beeindruckend sind Pferde allemal, auch für Kinder wie Lasse, der alles bekommt was er will, überall hingefahren wird, wo es ein kindliches Highlight zu erleben gibt und der für sein Alter (8) unglaublich „cool“ ist. Seine beruflich sehr engagierten Eltern versuchen, ihm möglichst viele Hobbys zu ermöglichen, als Ausgleich für die fehlende Zeit, die sie nicht mit ihm verbringen können. Erzogen wird er in der Hauptzeit von seinem „Aupair“, wie er die junge Frau zu nennen pflegt. Eigentlich ist Lasse ein lieber Junge – solange wir allein sind – in der Gruppe aber mit den anderen lautet die Parole: „Gemeinsam sind wir unausstehlich.“ Unter Volldampf rast der beleibte Junge, imaginäre Maschinenpistolensalven von sich ratternd, in der Reithalle umher, kurz darauf wirft er sich schwer zu Boden und befeuert mit seinem Phantasiegewehr die Hallendecke, um anschließend zur Begrüßung Bert erst einmal umzuhauen, der sich bitterlich beklagt und nicht weiß wie ihm geschieht. „Kommt, erst mal die Sachen

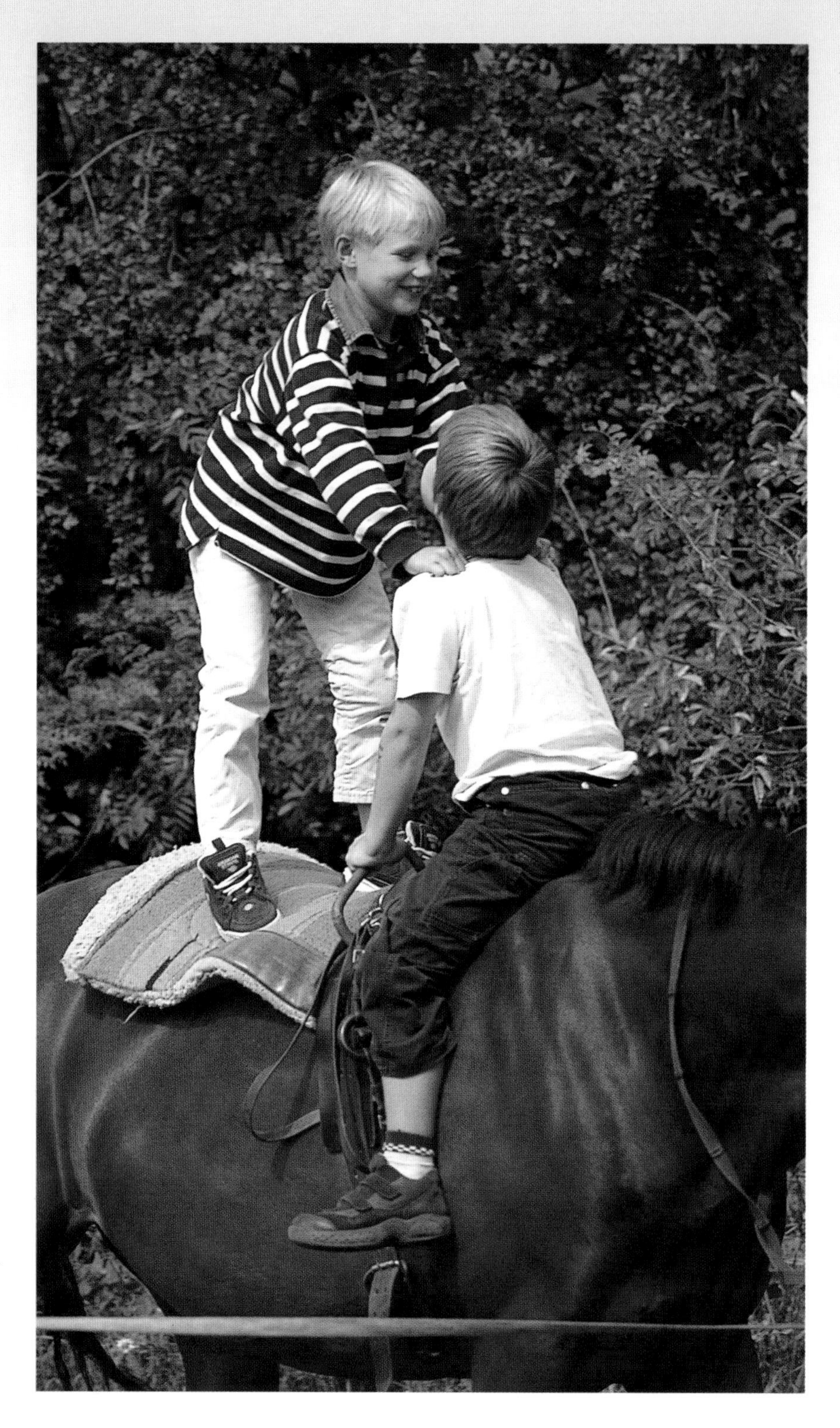

Lernen unter Nervenkitzel – schließlich droht der Absturz – ist nachhaltiger, weil wir dann erst so richtig wach sind.

für die Pferde holen und putzen“ rufe ich in die Halle. „Zu Hause muss ich auch nicht helfen“ meint Lasse reichlich überheblich. „Hier ist es eben anders“ gebe ich zurück. Lasse und die anderen Jungs wissen, dass es kein Drumherumdrücken gibt und so brummen sie ein bisschen vor sich hin, ehe sie zu Werke gehen. Zur sozialen Erziehung gerade von verwöhnten Kindern gehört es dazu, sie in die Tat zu führen, ihnen Grenzen aufzuzeigen, sie das Dienen und nicht das Herrschen zu lehren, was natürlich nicht ohne Widerstand vonstatten geht. Sie gleich aufs „hohe Ross“ zu setzen, ist nicht der Königsweg und kann dazu führen, dass die ohnehin schon vorhandene Hybris noch weitere Nahrung erhält. Vom Boden aus beeindruckt sie die imposante Größe und Kraft der Pferde genauso wie ihre Beweglichkeit, wenn sie erschrocken beiseite springen, wenn die Jungs mal wieder zu laut und rüpelig untereinander waren. Dann kehrt doch relativ prompt mehr Ruhe ein, Ehrfurcht und eine gewisse Angst macht sich vor so viel Natur breit. Mit großem Respekt nehmen die Kinder eine Bürste aus dem Putzköfferchen, während sie das große Tier gut im Auge behalten. Vorsichtig geht dann die Rasselbande beim Putzen zu Werke und anschließend diszipliniert in die Reithalle. Dort freilich lockt der große Raum, die scheinbar grenzenlose Freiheit erneut, und es bedarf der deutlichen Erinnerung, dass das scheue Fluchttier Pferd sich erschrickt und losstürmt, wenn die Kinder jetzt johlend durch die Halle rennen würden. Lasse versucht, sich ernsthaft an meine Anweisungen zu halten, zumindest so lange bis ich mit Eileen auf dem hinteren Zirkel der Reithalle stehe. Dann geht der „Krieg der Knöpfe“ weiter, so dass sich die Assistentin einer echten pädagogischen Herausforderung gegenüber sieht.

„Wir lernen etwas **Neues** richtig schnell und so, dass es auch sitzt, offenbar nur dann, wenn etwas passiert, das uns und damit dieses sonderbare noradrenerge System in unserem Hirn gehörig wachrüttelt. Das was uns nicht unmittelbar berührt, was nicht die geringste Spur einer kontrollierbaren Stresssituation auslöst, bekommen wir, wenn überhaupt, nur mit größter Mühe in unseren Kopf ... (Prof. Dr. Gerald Hüther)

Sich auf den Partner einfühlen, sich im Halten und Gehalten werden aufeinander verlassen, schweißt zusammen. Das Pferd macht es zum Erlebnis.

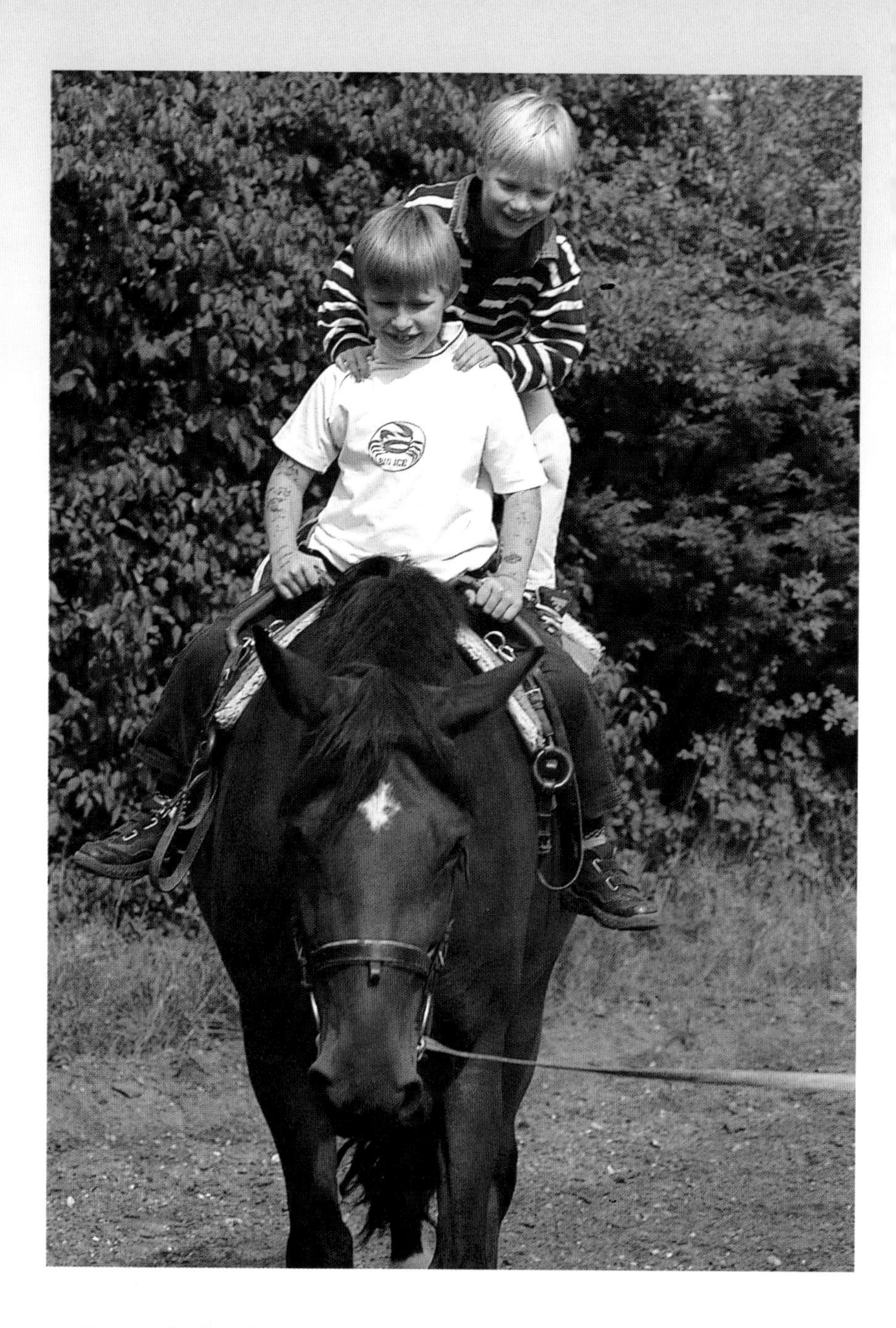

Auf dem Pferderücken sitzend plaudert Lasse über seine Urlaubserlebnisse, um anzuschließen, dass er heute leider nicht beim Wegräumen helfen könne, da seine Mutter ihn früher abholen müsse. Darauf folgt ein kurzer Bericht über die Schule und speziell seine Lehrerin, die er nicht leiden könne und dass er morgen zu Vogelspark Walsrode mit dem Großvater fährt und wenn ich ihn an dieser Stelle nicht unterbrochen hätte, wäre die Aufzählung von scheinbar unzusammenhängenden Ereignissen noch bis zum Ende der Stunde weitergegangen. Ganz offensichtlich ist es für Lasse schwer, sich auf die momentane Situation einzulassen. Seine Körperhaltung auf dem schreitenden Pferd kommt der Embryonalhaltung nahe, die der Mensch in Gefahrensituationen instinktiv einnimmt, um die empfindlichere Bauchseite zu schützen. Seine Augen schauen in imaginäre Ferne – Lasse, so scheint es, ist eigentlich nicht da. Die Bewegung des Pferderückens lässt ihn hin und her schaukeln. Eine Karikatur des „stolzen Reiters" präsentiert sich dem Beobachter, ein Kontrapunkt zu jenem großtuerischen, scheinbar höchst selbstbewussten Jungen, der gerne anderen erst mal richtig einheizt. Seine äußere Haltung spricht von Angst und sein Hin- und Herschaukeln von der Unfähigkeit, sich in Beziehung mit dem Pferd unter ihm zu setzen, weil ihm das innere Gleichgewicht und der Bezug zu sich selbst fehlen.

Sie erinnern sich: Die innere Haltung spiegelt sich in der äußeren wider. Somit ist es möglich, Änderungen durch das Bewusstwerden der äußeren Haltung herbeizuführen, die auch das Innere, die Gefühle und Wahrnehmungen und geistigen Grundhaltungen ergreifen. Übungen, die die Körperwahrnehmung betreffen wie zum Beispiel die aus der Feldenkraislehre, der Alexandertechnik oder der Bioenergetik sind gerade auf dem Pferd eine wirkungsvolle Hilfe für Kinder wie Lasse. Freilich handelt es sich dabei um einen Prozess, der vorsichtig angegangen sein will und der gute zwei Jahre andauert. Das Pferd gibt den Kindern eine sofortige Rückmeldung über ihre veränderte Körperhaltung. Eine hart angespannte Pomuskulatur beispielsweise führt dazu, dass der Reiter wie ein Flummiball auf dem Pferderücken geworfen wird. Das Pferd seinerseits empfindet den harten Hosenboden als äußerst unangenehm auf seinem Rücken und versucht als Fluchttier, durch schnelleres Schreiten oder Laufen der Pein zu entgehen. Übt man nun mit dem Kind das Entspannen und Anspannen des Podex, so wird der Zusammenhang zwischen seinem körperlichen Tun und der Reaktion des Pferdes unmittelbar nachvollziehbar.

Aber bleiben wir doch bei Lasse. Ich bitte ihn, die Augen zu schließen und sich einen guten Helden vorzustellen, der er gerne sein möchte. Nach

Die winzigen Momente wahren Glücks auf dem Pferd sind der Lohn für große Anstrengungen

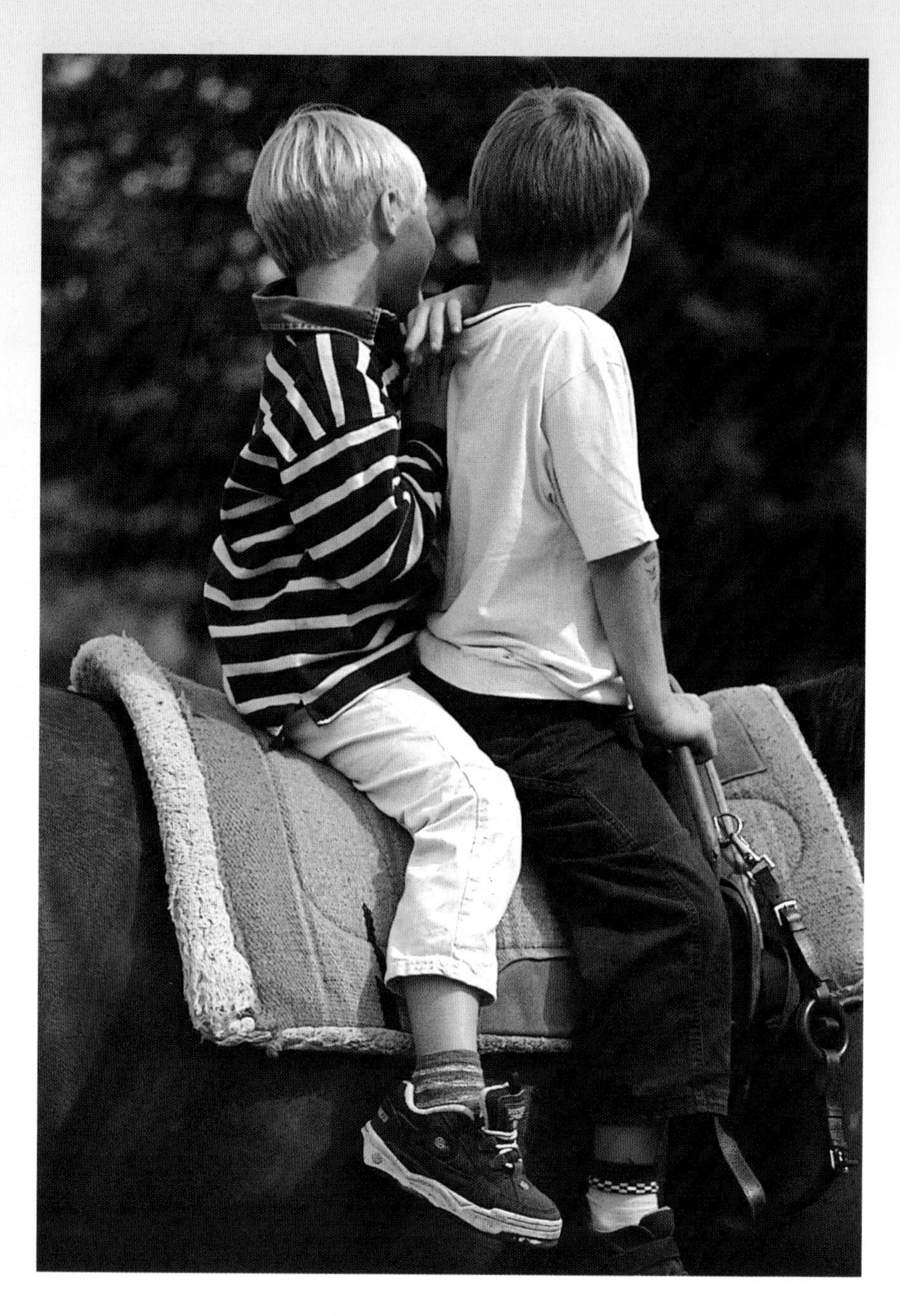

einer Weile frage ich, „Na, wen hast du dir ausgesucht?“ „Ich bin ein Ritter mit einer Rüstung, der für den König kämpft.“ „Gut, dann setz dich doch einmal so hin, wie es der Ritter tun würde, stolz und aufrecht. Und dann ziehst du deinen Ritter von unten nach oben an.“ Durch das Kind geht ein

Ruck und aus dem Häufchen Elend wird ein aufrecht sitzender Junge, der nun eifrig beschreibt, was er, der tapfere Ritter, alles anhat. „Wie nennt man das, wo man das T-Shirt anhat?" fragt Lasse, indem er seinen Oberkörper anfasst, nachdem er bis dahin alle Körperpartien mit einer silbernen Rüstung, Schuhen, Schnallen, Gurten und selbstredend einem prachtvollen Schwert versehen hat. „Ja, richtig, über den Oberkörper trage ich ein Kettenhemd – so ein ganz schweres!" „Wie schwer, zeig mal? Stell dir das Gewicht des Kettenhemdes vor und was es mit dir macht." Lasse sinkt mit dem Oberkörper nach vorn in sich zusammen, sieht sich im Spiegel und meint: „Ach ne, das sieht blöd aus, ich nehme lieber ein leichteres Kettenhemd, auch wegen dem Pferd, das muss dann nicht so viel tragen. Die Rüstung ist ja auch schwer."

Das Pferd war aufgrund des nach vorn Sinkens stehen geblieben und schaute sich unsicher um. „Wie heißt dein Pferd und wie sieht es aus?" Lasse schließt die Augen, setzt sich wieder gerade hin, Eileen geht und er überlegt. „Bella, ja Bella heißt es und es sieht so aus wie Eileen, eben braun." „Was macht der tapfere Ritter jetzt mit seiner Bella?" „Wir reiten jetzt mal ein bisschen schneller. Aber nicht zu schnell, weil Ritter wegen der schweren Rüstung nicht vom Pferd fallen dürfen." Zunächst sitzt der tapfere Ritter aufrecht im Trab, als er aber die Körperspannung nicht mehr halten kann, zusammensinkt und den Po hart macht, wird das Pferd schneller und der Ritter plumpst und hoppelt wie der sprichwörtliche Mehlsack. Lasse wird der Zusammenhang zwischen seiner Ritterhaltung und der Bewegung des Pferdes deutlich und wir üben nun, die stolze Haltung länger beizubehalten und auch die Unterschiede im Empfinden herauszufinden. Das Pferd gibt Lasse jeweils eine direkte Rückmeldung über sein Sitzen. Solange er sich im Trab auf ihre Bewegung locker und freudig einlassen kann, ist Eileens Rücken weich und sie läuft rhythmisch im gefragten Tempo. Sobald das Kind zusammensinkt und den Po fest macht, wird sie schneller und das schöne Miteinander wird disharmonisch und unbequem. „Wenn ich so auf Eileen sitze, dann fühle ich mich ganz glücklich", ist seine weise Einsicht. Das Gefühl, von einem anderen Lebewesen so getragen zu werden, dass man sich mit ihm eins fühlt, ist das sprichwörtlich höchste Glück der Erde, das es auf dem Rücken der Pferde zu finden gibt. Das

Glücksgefühl ist verbunden mit dem Sich-fühlen durch den Eigenbewegungssinn.

Das Pferd verstärkt durch seine Bewegung die Eigenbewegungserfahrung und in dem Moment, wo sich die Harmonie in der Übereinstimmung der Bewegung herstellt, ist auch die Freude potenziert. Lasse ist ein typisches Wohlstandskind, ein Kind unserer Tage mit Eltern, die ihrem Kind Anstrengung und Leid ersparen wollen. Was sie nicht verstanden haben und was allen Eltern, die ihre Kinder lieben, schwer fällt, ist zu begreifen, dass es ohne Anstrengung keine Freude und ohne Leid keine Entwicklung gibt. Pferde fordern heraus: Will man auf ihnen reiten, muss man sie mühevoll putzen, man muss sich auf sie einlassen. Es dauert lange, ehe das Gefühl für das richtige Maß, die exakte Bewegung auf dem Pferderücken gefunden ist. Die winzigen Momente des Glücks sind der Lohn für große Anstrengungen. Aber es sind Momente von tiefem Glück, die den ganzen Menschen ergreifen und bleibende tiefe Eindrücke hinterlassen. Dieses tiefe Glück ist das Gegenteil der anfangs erwähnten beiläufigen Ereignisfelder, in die Kinder heute „geworfen“ werden, und es erklärt einen Teil der großen Faszination, die Pferde trotz aller technischen Raffinessen im Multimediazeitalter immer noch ausüben.

„... und wenn die **Seele** im Entfalten ihrer motorischen Fähigkeiten lebt, so durchdringt sie ein einziges Gefühl: Freude. Aus dem Reich des Eigenbewegungssinnes erwächst uns dieses Erlebnis.“
Karl König, *Sinnesentwicklung und Leibeserfahrung*, S. 61

Die weiße Stute - Symbol des Lebens

Pferde als Überlebenshilfe

Erinnern Sie sich noch an die vielschichtigen symbolischen Bedeutungen, die das Pferd als seelisches Urbild (Archetypus) annehmen kann? Dass Symbole nicht nur theoretischen Wert haben, sondern ganz selbstverständlich in unserem Alltagsleben eine Rolle spielen, ist uns allen aus der Werbung geläufig. Symbole haben ihre eigene Kraft und spezifische Energie. Die kleine Natalie hatte sich beispielsweise den schwarzen isländischen Wallach „Krummi" als Ersatz für die fehlende Vaterenergie ausgesucht. Meine weiße Araberstute „Ghazra" wählte Sédat aus, ein zwölfjähriger kurdischer Junge. Er suchte sie auf der Symbolebene als Zeichen des Lebens schlechthin aus, denn für ihn ging es von Anbeginn um die Frage, zu leben oder sich vor dem Leben zu verstecken.

Seine Eltern wurden in der Türkei politisch verfolgt, enteignet und inhaftiert, der Vater gefoltert. Sédat war ein Baby und wurde gemeinsam mit seiner Mutter über Wochen in einem Gefängnis gefangen gehalten. Ob Sédats Vater noch lebte, wusste die Ehefrau lange nicht. Unter lebensbedrohlichen Umständen harrte sie aus, bis man sie aus dem Gefängnis entließ und gemeinsam mit ihrem Mann des Landes verwies. Sie kamen nach Deutschland. Der Vater hat als Akademiker nicht mehr Fuß fassen können, er ist ein gebrochener Mann. Die Ehe scheint gescheitert. Sédat selbst hat Schulschwierigkeiten, weil er nicht für die Schule übt, er sieht keinen Sinn darin. „Alles scheißegal", sagt er bei jeder passenden und unpassenden Gelegenheit. Aus Gesprächen mit seiner Mutter weiß ich, dass er nachts manchmal einnässt, dass er sich stundenlang am Computer versteckt, gern wandert und dem Vater im Geschäft hilft und keinen Freund hat – er ist lieber allein. Tiere sind ihm lieber als Menschen – Pferde mag er sehr. Ich frage sie, ob sie eine Vorstellung hat, warum Sédat sich so zurückzieht. „Sein Vater ist ein Verzweifelter, wie soll der Junge da Lebensfreude lernen?" Der Vater seinerseits ist zu keiner Therapie mit der Familie zu bewegen.

Die weiße Stute, auf der Symbolebene das Zeichen für Leben schlechthin. Diesem Tier sieht man seine Intelligenz und Güte im Gesicht an. Foto: Inge-Marga Pietrzak

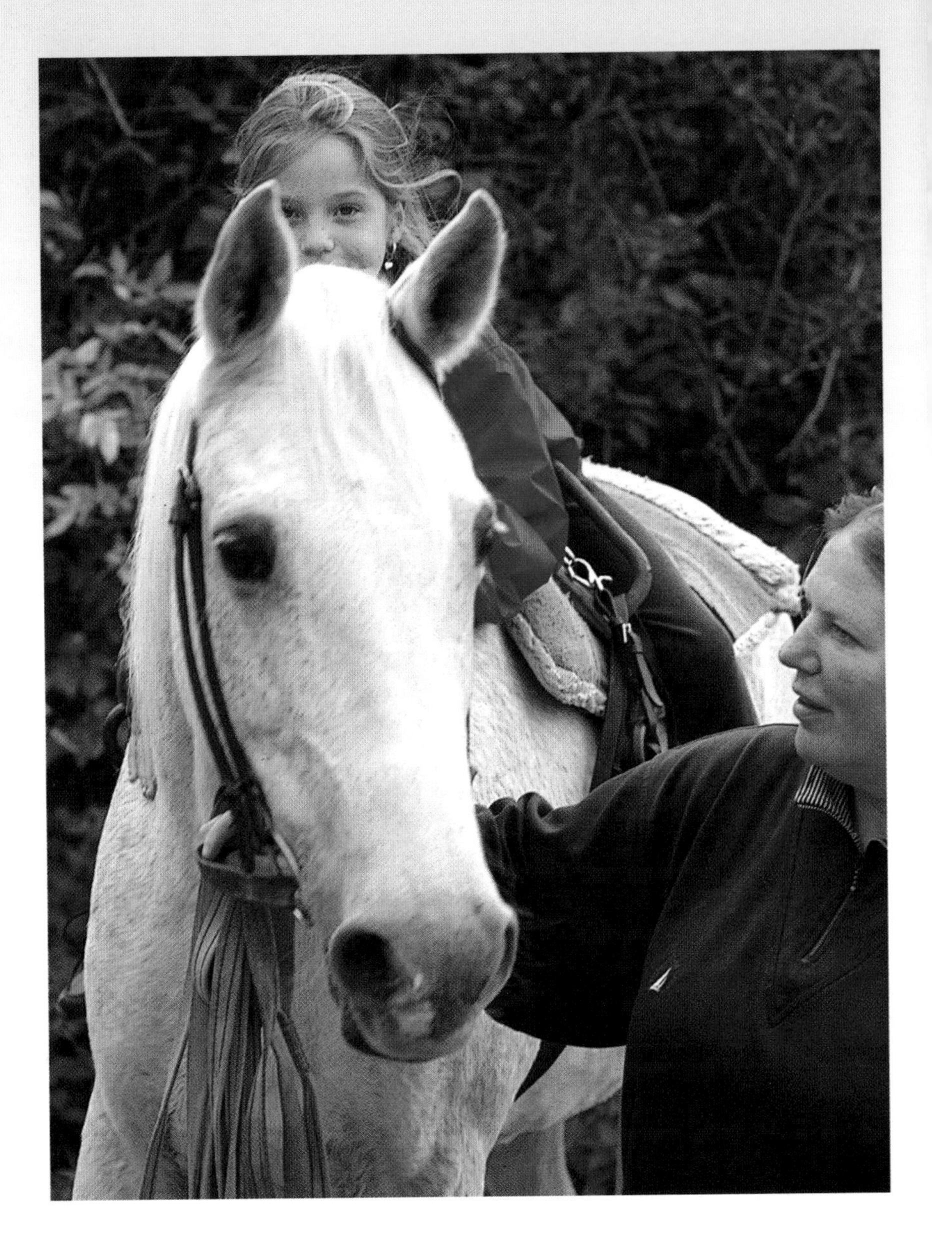

Sédats Pferdeliebe ist eine gute Voraussetzung. Es sollte gelingen, über den Kontakt zum Tier in den Kontakt zum Mitmenschen zu kommen. Sédat beginnt zunächst allein mit dem HPV. Er sucht sich spontan „Ghazra“ als „sein“ Pferd aus und beginnt, sie auf meine Aufforderung hin schon sehr gekonnt zu putzen. Er geht systematisch von vorn nach hinten vor, bürstet in der Richtung, in der das Fell wächst, spricht freundlich mit dem Tier und klopft es immer wieder am Hals. Seine Bewegungen insgesamt sind sehr groß, alles geht in Windeseile und wenn sich das Pferd bewegt, erschrickt Sédat jedes Mal heftig und entfernt sich sprunghaft einige Meter vom Pferd. „Woher kannst du so gut putzen?“ frage ich ihn. „Ach, das habe ich mal in den Ferien auf einem Reiterhof gelernt. Ich kann auch schon reiten – ich bin ausgeritten und so, na ja, scheißegal.“

Als Sédat auf dem Pferd sitzt, sehe ich ein anderes Bild als das, was aufgrund seiner Ankündigung zu erwarten gewesen wäre: Krampfhaft hält sich der Junge an den Haltegriffen des Voltigiergurtes fest. Sein Rücken ist zusammengesunken und es fällt ihm schwer, selbst im Schritt die Balance zu halten. Deutlich ist zu sehen, dass Sédat die Bewegung des Pferdes nicht durch sich hindurchgehen lässt, sondern über muskuläre Anspannung der Beckenmuskulatur versucht, die Bewegung von sich fern zu halten. Die Anspannung wiederum führt dazu, dass die sensible Araberstute unter Spannung gerät, ihre Tritte im Schritt verkürzt und gleichzeitig beschleunigt. Für Sédat wird es nun noch ungemütlicher, er krampft sich immer fester an den Haltegriffen fest und sackt zusehends in sich zusammen, während sein Po, fest angespannt, auf dem Pferderücken deutlich geworfen wird. „Was ist mit dem Pferd los?“ fragt Sédat. „Ich falle ja fast runter.“ „Ja, Ghazra ist ein bisschen aufgeregt, vielleicht solltest du dich mit ihr erst vom Boden aus anfreunden.“ Erleichtert verlässt Sédat den Pferderücken und wir beginnen mit Führen des Pferdes. Sédat schaut dabei ständig auf den Boden, so dass es ihm nicht möglich ist, die Richtung zu bestimmen. Auch führt nicht er das Pferd, sondern erwartet vom Pferd Führung. Es dauert mehrere Stunden, bis Sédat versteht, das Pferd zu führen, mit ihm in den Dialog geht, versteht, dass ein Pferd ein Herdentier ist, das geführt werden will, dass es als zahmer Pflanzenfresser und Fluchttier scheu und schreckhaft ist.

Dabei ist das Verstehen nicht an seine intellektuelle Leistung gebunden – Sédat ist ein durchaus intelligenter Bursche – was schwierig für ihn ist, ist Führung zu übernehmen aus Mangel an Selbstbewusstsein; den Weg zu bestimmen, aus Mangel an Zielstrebigkeit; die Scheu und Aufregung des Pferdes als den Spiegel seines eigenen Seelenzustandes zu begreifen und ihn mit Hilfe des Pferdes zu überwinden.

Erst als das Führen für Sédat problemlos möglich ist, knüpfen wir wieder beim Sitzen auf dem Pferd an. Nur schwer findet Sédat sein Gleichgewicht. Wir arbeiten deshalb mit Körperwahrnehmungsübungen, die es ihm erleichtern, sich selbst zu fühlen und damit auch seine Mitte zu finden. Was mir immer wieder auffällt, ist, dass es ihm extrem unangenehm zu sein scheint, wenn ihn ein anderer auf dem Pferd sieht. Ich teile ihm meine Beobachtung mit und Sédat bestätigt, dass es ihm am liebsten wäre, dann im Erdboden zu versinken. „Auf dem Pferd wird man so gesehen, es ist schrecklich. Wenn keiner guckt, ist es o. k.“ Dieser Satz ist bezeichnend für Sédats Verhalten: Ihm fehlt das Vertrauen in sich und seine Umwelt. Er möchte nicht gesehen werden! Aber es wird ihm nicht gelingen, sich zu verstecken. Sein Äußeres ist zu auffällig, er ragt ganz einfach aus der Menge heraus. Auch sein Leben ist anders als das der meisten Kinder in Deutschland. Und der Widerspruch zwischen seinem Leistungspotenzial und seinen Leistungen fällt jedem Lehrer auf.

Sédats Schicksal wird auch weiterhin von der Vertreibung der Familie aus der Heimat und einem potenziellen Fremdenhass in Deutschland geprägt sein. So wie es das Schicksal vieler Kinder weltweit ist, die ihre Heimat verloren haben. Die weiße Stute als Überlebenssymbol und „Ghazra“ als lebendiges Pferd haben Sédat den Weg aus der Isolation ermöglicht. Darin steckt die Chance, neue Wurzeln zu schlagen und hier eine neue Heimat zu finden. Die Sprache der Pferde – die Körpersprache – ist international, deshalb sind integrative Projekte mit Ausländerkindern im Bereich des HPV/R erfolgversprechender als viele andere – es gibt weniger Sprachbarrieren und das Pferd behält für jeden seinen Symbolcharakter.

Mit sich und der Welt im Gleichgewicht

Die zentrale Rolle des Gleichgewichtssinns

In diesem Kapitel geht es um das große und heute immer wichtiger werdende Gebiet der Wahrnehmungsschulung mit dem Pferd bei wahrnehmungsgestörten Kindern. Drei Gründe, deren Gewichtung ich hier nicht vornehmen mag, sind verantwortlich für die Zunahme von Wahrnehmungsstörungen.

1. Die allgemeinen Lebensumstände wie im vorangegangenen Kapitel beschrieben.
2. Die zunehmenden Überlebenschancen von Risiko- und Frühgeburten durch den medizinisch-technologischen Fortschritt.
3. Die immer genauere Erforschung, Beschreibung und Fokussierung auf den Bereich der Sinnesfunktionen in der Wissenschaft auch bei den Vorsorgeuntersuchungen von Säuglingen und Kleinkindern durch Kinderärzte.

Wahrnehmungsstörungen hat es zu allen Zeiten gegeben, sie wurden nur nicht als solche erkannt und definiert. Man sprach beispielsweise davon, dass jemand tollpatschig ist, zwei linke Hände hat, aber nicht davon, dass seine Grob- oder Feinmotorik gestört sei. Dass jemand Probleme hatte, auf einer Leiter beim Kirschen pflücken das Gleichgewicht zu halten oder über eine nur notdürftig gesicherte Brücke zu gehen, wurde eher seinem fehlenden Mut als einem nicht ausgereiften Gleichgewichtssinn zugeschrieben.

Gleichgewichtsschulung auf dem Pferderücken. Man sieht, dass das Kind in der Haltung seines Oberkörpers nach innen abknickt.

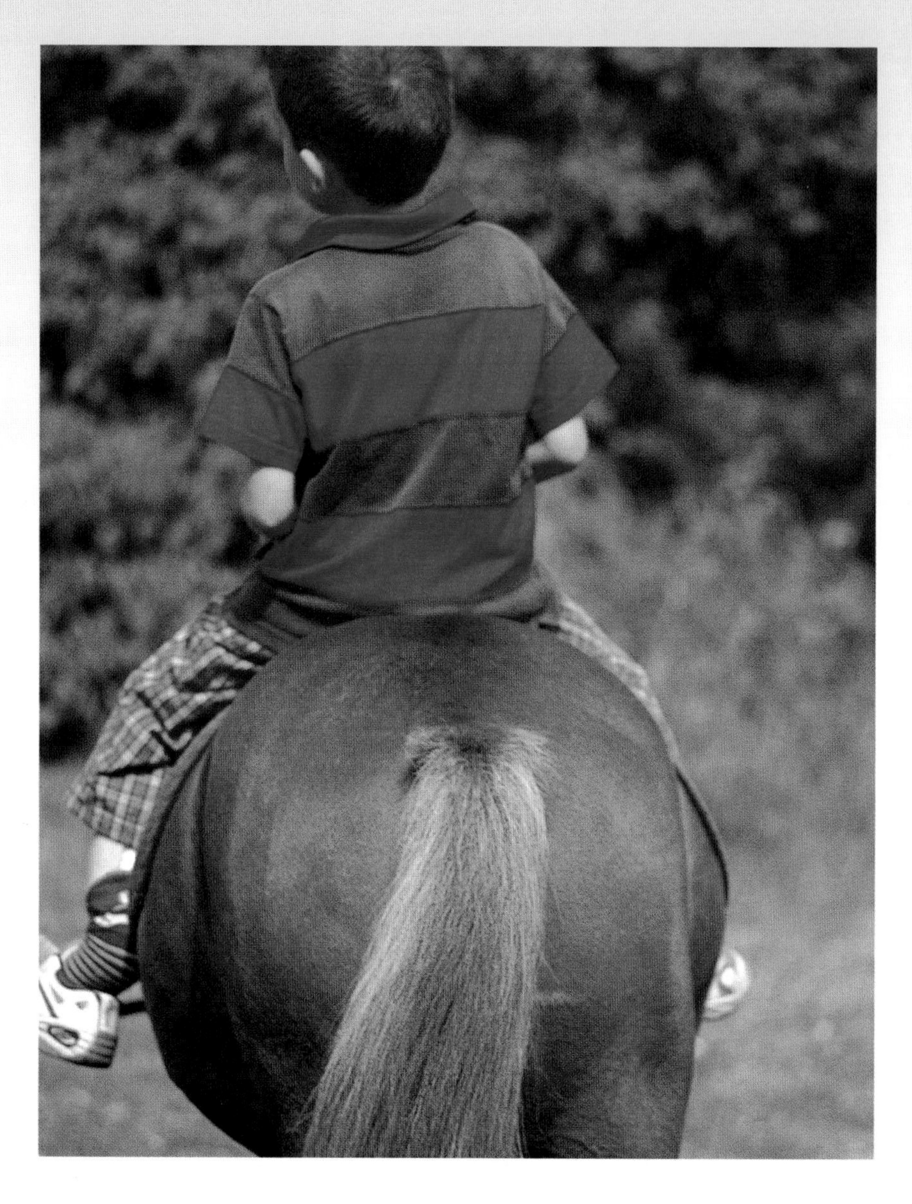

Teilweise wurden starke Wahrnehmungsstörungen mit Psychosen gleichgesetzt und die Menschen psychiatrisiert, weil sie aufgrund ihrer fehler- oder lückenhaft arbeitenden Sinnesfunktionen die Welt als angstauslösendes Chaos wahrnahmen. Manche wurden und werden als Lernbehinderte oder Geistesgestörte behandelt. Sicher gibt es Kombinationen von geistiger Behinderung und Wahrnehmungsstörungen oder seelische Erkrankungen, die von Wahrnehmungsstörungen überlagert werden.

Die amerikanische Forscherin Jean Ayres, die eines der fundierten Standardwerke zum Thema Wahrnehmungsstörungen verfasst hat (Titel: Bausteine der kindlichen Entwicklung), geht sogar so weit, das autistische Syndrom unter eine gestörte Wahrnehmung zu subsummieren. Karl König hatte schon früher in seinem Buch „Sinnesentwicklung und Leibeserfahrung" eine Lehre der Sinnesentwicklung aus anthroposophischer Sicht entwickelt, die ihren Niederschlag in der Waldorfpädagogik und der anthroposophischen Heilpädagogik findet. Der französische Forscher Alfred A. Tomatis, dessen Hauptaugenmerk dem Gehör gilt, hat meines Erachtens in seiner Sinneslehre den radikalsten Ansatz hervorgebracht, in dessen Zentrum das Ohr mit dem Gleichgewichtsorgan steht. Mit seinen Hörkuren arbeitet Tomatis auf sehr verschiedenen Ebenen von der Auflösung frühkindlicher Traumata über die Heilung psychisch bedingter Schwerhörigkeit bis hin zu einer Gesangs- und Sprachschulung eigener Art, nach der Erkenntnis: Was der Mensch nicht hört, kann er auch nicht singen oder sprechen.

Aus jeder ganzheitlichen Betrachtungsweise heraus ist ein äußeres Gleichgewicht ohne ein inneres oder umgekehrt ein inneres Gleichgewicht ohne ein äußeres nicht denkbar. Lediglich Ursache und Wirkung sind jeweils vertauscht. Der Gleichgewichtssinn ist der zentrale Sinn, er bestimmt unser Verhältnis zur Erdanziehung. Alle anderen Sinne werden durch ihn beeinflusst. Wer nicht im Gleichgewicht ist, erlebt die Welt als Chaos, da ihm der Boden unter den Füßen niemals als fest, sondern schwankend und unzuverlässig erscheint. So kann das Hüpfen auf einem Bein zur nicht zu bewältigenden Aufgabe werden, das zielstrebige Gehen zu einem unlösbaren Problem und das Steigen auf eine kleine Anhöhe oder Treppe zum angsteinflößenden Ereignis. Da Kinder, die unter einer solchen Störung des Gleichgewichtssinnes leiden, keine Vergleichsmöglichkeit haben, können sie den Ausnahmezustand, in dem sie sich andauernd befinden, häufig nicht beschreiben. Sie leben ob der Unsicherheit ihres weltlichen Standpunktes in großer Angst und Misstrauen in Bezug auf ihre Standfestigkeit und das auch im menschlichen Beziehungsgefüge. Jederzeit kann alles erneut ins Schwanken geraten.

So vermeiden sie Bewegung und Begegnung, spielen nicht, können keine Erfahrungen mit sich und der Welt machen außer jenen, die sie ängstigen oder die bewegungslos möglich sind. Was Bewegungslosigkeit bedeutet, habe ich Ihnen schon früher am Beispiel des kleinen Benjamin erläutert. Hinzu kommt, dass mit der Beschränkung des Gleichgewichtssinnes eine umfassendere Beschränkung einhergeht, die auch andere Sinnesfunktionen nicht reifen lässt, wie beispielsweise die der Eigenwahrnehmung, die Informationen über die Stellung und Lage von Knochen, Muskeln und Sehnen zueinander liefert, oder auch der taktile Sinn, der das Anfassen, das Begreifen, das In-Beziehung-Treten beinhaltet, und andere mehr.

Und nun zurück zu unseren Pferden, die bieten nämlich geradezu ideale Bedingungen, um das Gleichgewicht zu schulen, denn reiten, auf dem Pferd sitzen ist eine einzige Gleichgewichtsübung! Wenn Sie dies als Fachmann oder Fachfrau einmal austesten möchten, empfehle ich Ihnen dringend einmal eine Longenstunde zu nehmen, um diese geniale und lustvolle Form der Gleichgewichtsschulung zu erleben. Sie werden sich vielleicht fragen, wie man denn ein Kind, dessen Gleichgewichtssinn unausgereift ist, dazu bewegen kann, überhaupt ein so schwankendes Etwas wie ein Pferd zu besteigen? Ich kann es nur immer wieder so sagen, wie es auch alle anderen Kolleginnen, die mit Pferden arbeiten, erfahren: es sind der starke Aufforderungscharakter des Pferdes und das Sich-hingezogen-Fühlen der Kinder, die dieses Wunder möglich machen. Manchmal dauert es einige Stunden, bis das Kind sich entschließt, trotz seiner Angst den Pferderücken zu besteigen. Aber selbst in dieser Zeit ist vieles andere mit dem Pferd zur Unterstützung der Sinnesfunktionen möglich.

Doreen ist ein sehr stark wahrnehmungsgestörtes Mädchen. Für ihr Alter (12) ist sie sehr groß, völlig unsportlich, in ihren Gedanken und Vorstellungen einerseits scheinbar gefangen, andererseits aber ausgesprochen kreativ und eigensinnig. Doreen war sofort von der braunen Lettenstute Assia fasziniert. Assia ist nicht zu groß (1,50 Meter Widerristhöhe) aber stämmig und hat die sanftesten Pferdeaugen, die man sich vorstellen kann. Wenn sich Doreen beim Gehen nicht bei ihrer Mutter einhakte, schwankte sie sehr stark und konnte sich nicht ohne Probleme orientieren. Ihre Befürchtung war groß, gleich beim ersten Mal aufs Pferd steigen zu müssen oder andernfalls nicht mehr wiederkommen zu dürfen. Auch die Mutter bezweifelte im Vorgespräch, dass ihre Tochter überhaupt je aufs Pferd zu bekom-

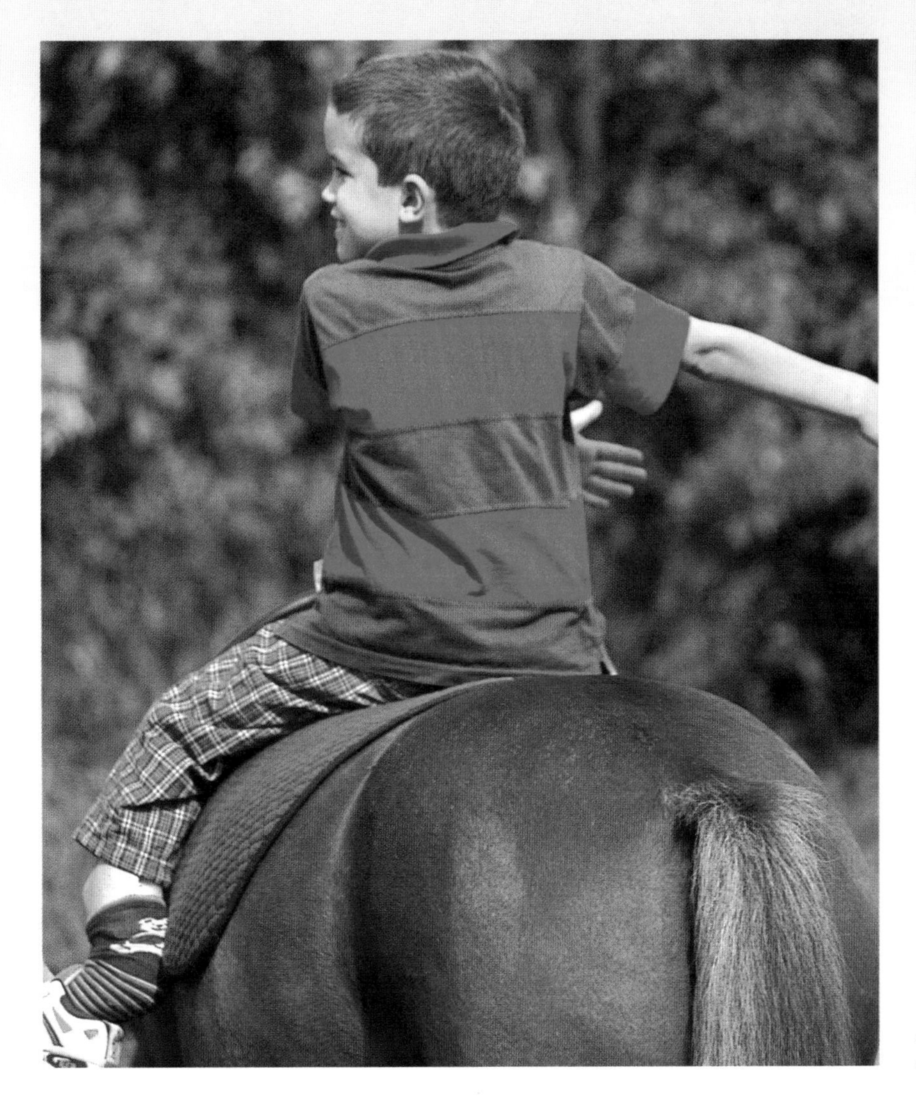

Um dem Abknicken entgegenzuwirken, wird der Oberkörper bewegt.

men wäre. Bei diesem Gespräch erläuterte sie mir unter anderem, dass die starken Gleichgewichtsstörungen von Doreen dem behandelnden Arzt zufolge auf ihre hauptsächlich im Liegen verbrachte Schwangerschaft zurückzuführen sei. Dies war nötig, da immer wieder frühzeitig Wehen einsetzten und das Kind verloren zu gehen drohte. Auf diese Weise hatte Doreen in ihrer vorgeburtlichen Zeit nicht genügend Möglichkeit, ihren Gleichgewichtssinn durch das Herumpurzeln und Schweben im Fruchtwasser zu schulen. Nun stand sie da und betrachtete Assia ausgiebig wie unter einem Mikroskop. Nicht das Ganze nahm ihren Blick gefangen, sondern

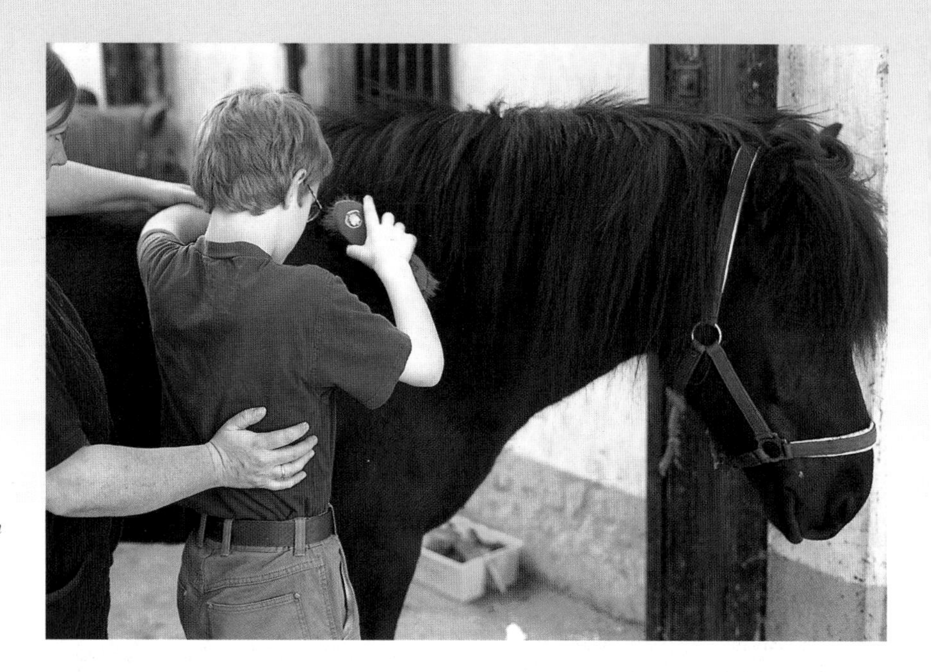

Beim Putzen entsteht Vertrautheit, Erkennen und Wiedererkennen und das genaue Erforschen des anderen.

das Einzelne, die Haare, die Wimpern, das Unregelmäßige der Pferdepupille. Gemeinsam begannen wir, den Pferdekörper mit den Händen vorsichtig zu erforschen. Sanft, fast flüchtig berührte Doreen das Pferd, dem diese Behandlung ganz offensichtlich gefiel. Es drehte Doreen den Kopf zu und blies vorsichtig durch die weichen Nüstern in die zaghaft, aber mit dem Aufgebot allen Mutes hingehaltene Hand des Kindes. „Wie warmer Wind", meinte Doreen zu mir und nahm die Hand schnell wieder weg. Im Laufe der Zeit ließ ich sie die unterschiedlichen Körperteile des Pferdes in hart wie zum Beispiel die Beine, weich wie etwa die Flanken und die Nüstern und mittel wie beispielsweise die bemuskelten Körperpartien des Halses oder des Pos einteilen. Gleichzeitig lernte sie die Benennung der Körperteile und deren Korrespondenz zum menschlichen Körper. Wir begannen, das Putzwerkzeug auf seine Beschaffenheit zu erkunden, und probten den ersten zaghaften Einsatz. Auf diese Weise gelang es Doreen, das Pferd zusehends aus ihrem mikroskopischen Blickwinkel zu entlassen und es nach und nach in seiner Gänze wahrzunehmen. Ich glaube, ich habe nie wieder ein Mädchen mit solch einer Inbrunst und Hingabe ein Pferd putzen sehen wie Doreen und umgekehrt sah ich Assia nie so genussvoll beim Putzen wie mit diesem Kind. Mir ist es wichtig, dass Sie verstehen, dass das Putzen

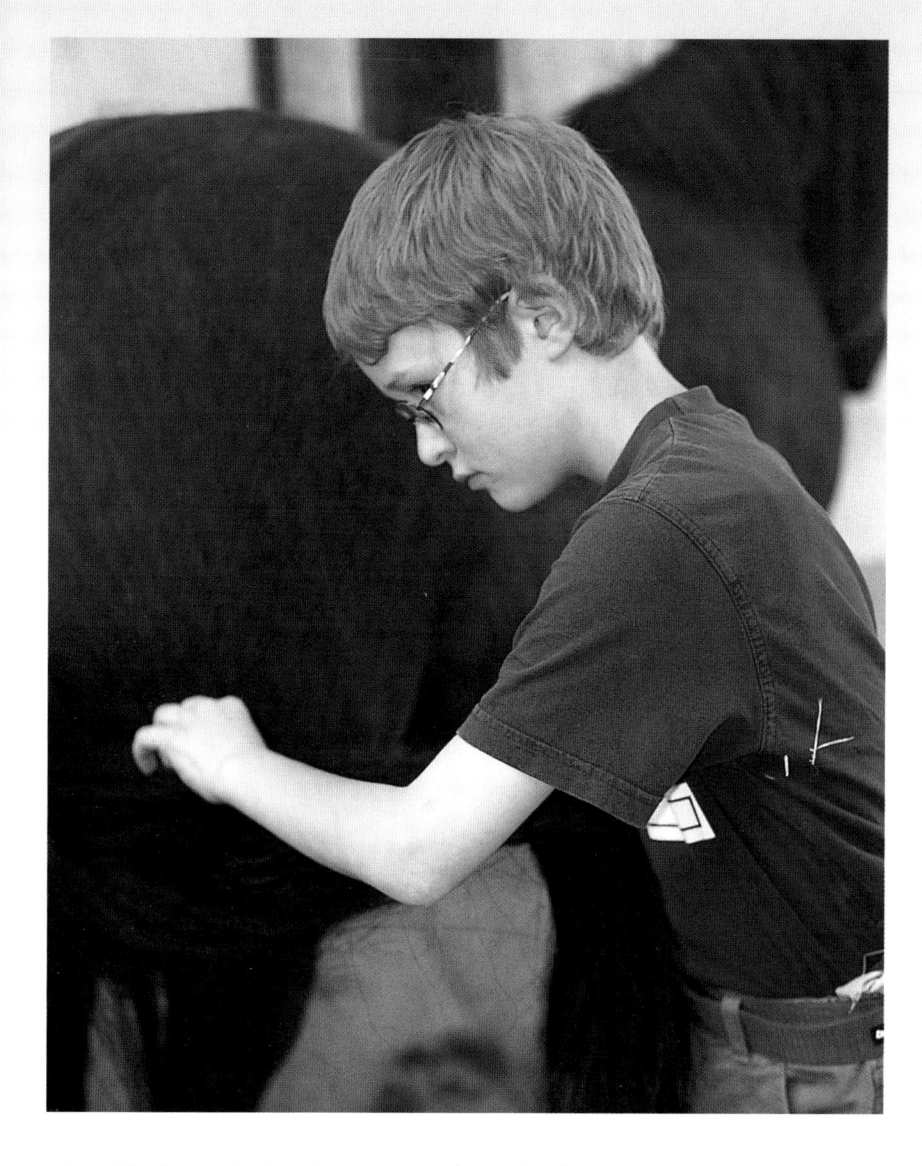

Systematisches Vorgehen kann man auch beim Verlesen des Pferdeschweifs erlernen.

eines Pferdes mehr ist als eine Tätigkeit, die die Beseitigung von Schmutz zum Ziel hat. Dann wäre sie kein adäquates pädagogisch-therapeutisches Mittel. Im Putzen des Pferdes entsteht Nähe, ein nonverbaler Dialog zwischen zwei Geschöpfen unterschiedlicher Art durch das Berühren. Es entsteht Vertrautheit darüber, wie der andere reagiert, was er mag und was ihm nicht gefällt. Es entsteht das Erkennen und daraus folgend das Wiedererkennen, indem ich den anderen über das Putzen erforsche. Es entsteht das Prinzip des systematischen Arbeitens von vorn nach hinten. Es entsteht das

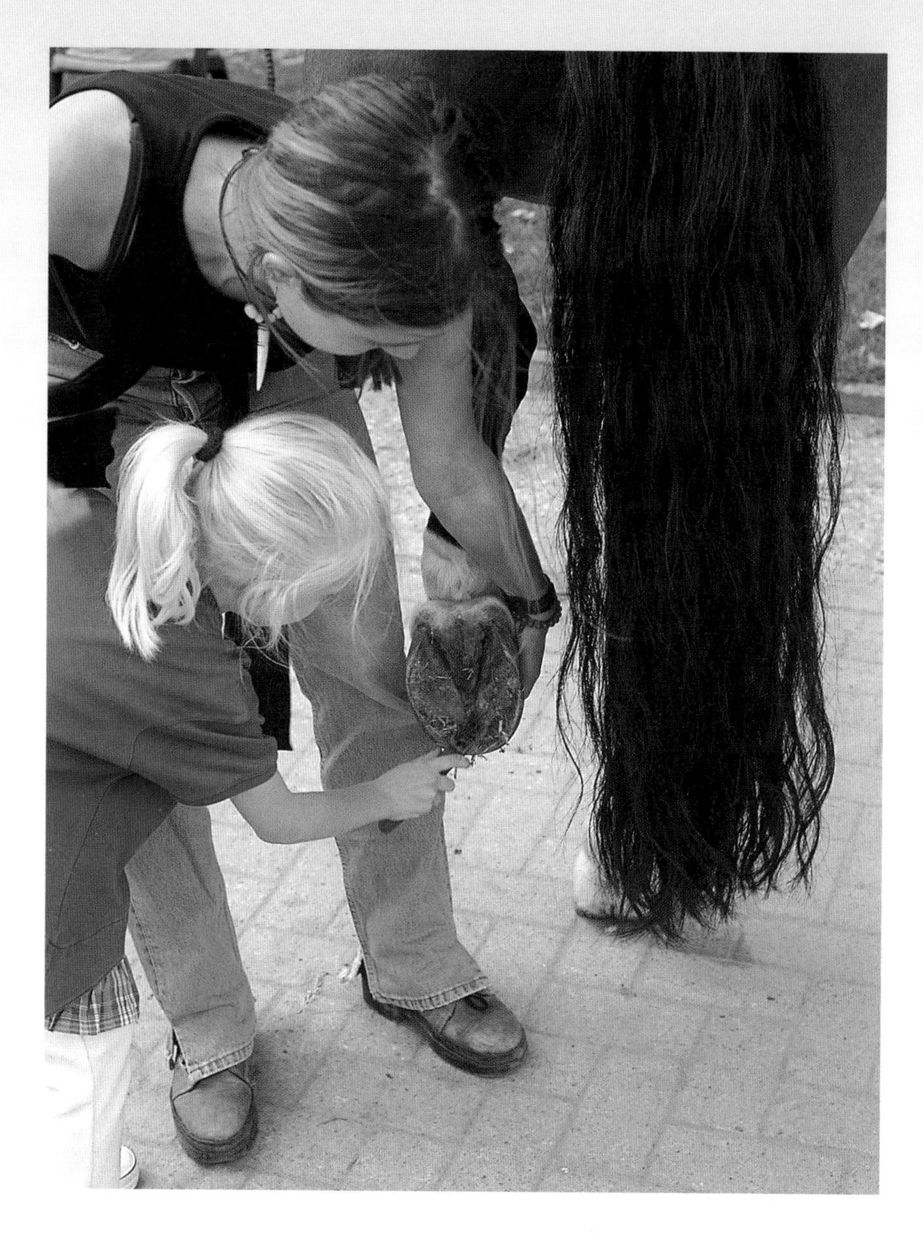

Das Auskratzen der Hufe erfordert schon eine Menge Mut und Geschicklichkeit. In diesem zarten Alter muss noch mitgeholfen werden.

Prinzip von Anfang und Ende in der Arbeit. Indem eine Tätigkeit in ihrer Gesamtheit verstanden, überschaut und geleistet werden kann, ist das Prinzip der Verantwortlichkeit erst möglich. Verantwortung zu übernehmen ist für Kinder, die bislang wenig vom Anfang bis zum Ende bringen konnten, ein großes Zugeständnis an ihre Verlässlichkeit und fördert unmittelbar das Selbstvertrauen. Was über das Pferd mit seinem starken Aufforderungscha-

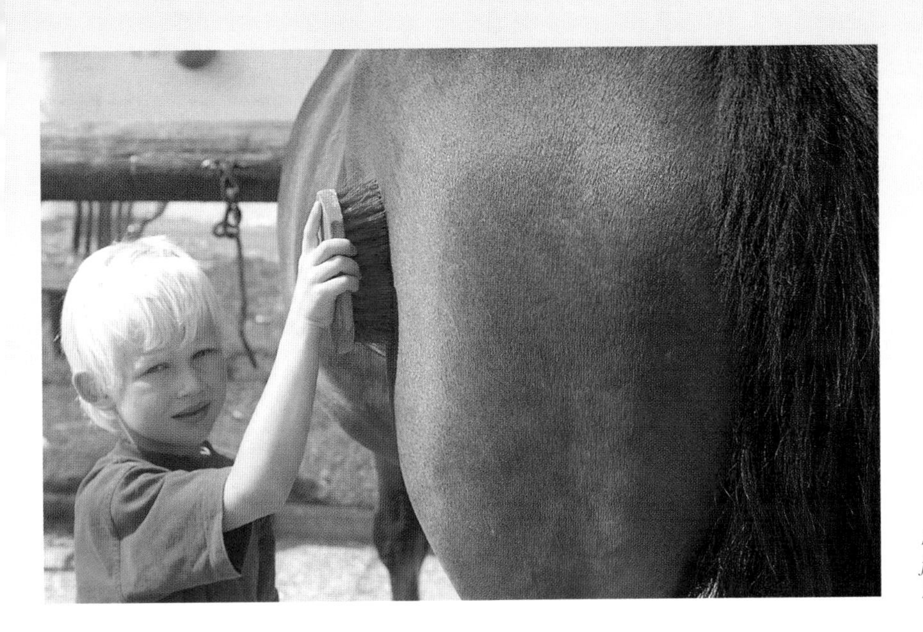

Bürsten des Fells fördert die Hand-Auge-Koordination.

rakter und seiner „Icebreaker-Funktion" ermöglicht wurde, kann dann im Laufe der Zeit auf alltägliche Situationen übertragen werden, um das Repertoire an Fähigkeiten und Verantwortung zu erweitern. Bei wahrnehmungsgestörten Kindern werden gezielt der taktile (Tastsinn), der olfaktorische (Geruchssinn), der Eigenwahrnehmungssinn, der auditive (Hörsinn) und der visuelle (Sehsinn) Sinn weiterentwickelt. Durch das Handhaben der Putzwerkzeuge und das systematische Vorgehen werden gezielt die Grob- und Feinmotorik sowie die Hand-Auge-Koordination angesprochen und mit der stetigen Übung verbessert.

Es geht also nicht darum, das Pferd wie beim Reitsport für ein späteres Tun, also das Reiten vorzubereiten, sondern das Putzen des Pferdes ist ein Tun an sich, an dem die Wahrnehmung des Kindes und sein Sozialverhalten wachsen können. Das Pferd ist auf mannigfaltige Weise für das innere Wachstum des Menschen einsetzbar. Es auf seinen Aspekt des Reittieres zu beschränken, hieße, ein Großteil seiner heilenden Möglichkeiten außer Acht zu lassen und damit pädagogisch und therapeutisch nicht zu nutzen. Das würde auch bedeuten, dass Kinder wie Doreen nie den Versuch unternommen hätten, es doch zu wagen, auf den Pferderücken zu klettern, um sich mit Hilfe des Pferdes ins Gleichgewicht zu bringen.

Auf dem Pferd sitzen, die große Gleichgewichtsübung

Immer wieder tauchte für Doreen die Frage auf „Wie komme ich aufs Pferd?". Ich versicherte Doreen, dass sie das schon schaffen würde, dass ja für solche Zwecke eine Treppe als Aufstiegshilfe zur Verfügung stehe. Klar war mir jedoch, dass es nicht allzu viele misslungene Versuche geben durfte, sonst würde Doreen aufstecken und ihre Angst vor dem Ungleichgewicht würde größer werden als die derzeit bestehende Motivation zu reiten. Da ich nicht auf das Reiten mit Behinderten eingerichtet bin, verfüge ich nur über einen breiten Holztritt mit drei Stufen als Aufsteighilfe, der in der Regel auch völlig ausreicht. Die Pferde bewegen sich an der Treppe schon mal einen Schritt vor oder zurück und sind beim Aufsteigen nicht so reglos, wie es Doreen in ihrer Angst wünschenswert erschien. Zudem mussten wird den Bewegungsablauf des Aufsteigens erst üben, damit Doreen überhaupt eine Bewegungsvorstellung entwickeln konnte.

Da auch der Eigenwahrnehmungssinn einer Verbesserung bedurfte, war das Üben des Aufsteigens eine durchaus sinnvolle Betätigung. Immer wenn wir unser „Assia Putz Projekt" abgeschlossen hatten, übten wir, über die Holztreppe auf das Voltigierholzpferd aufzusteigen. Das bewegt sich nicht und Doreen hatte alle Zeit der Welt, den Vorgang einzustudieren. Danach führten wir dann allmählich Assia an die Holztreppe heran und Doreen ging die drei Treppenstufen hinauf und fasste kurz an den Haltegriffen des Voltigiergurtes an. Eines Tages erschien Doreen zum HPV und verkündete „Heute will ich auf Assia, ich will es schaffen!" Ich war über diese Ankündigung sehr erleichtert, denn je länger unsere „Trockenübungen" dauerten, desto mehr geriet auch ich unter Druck, da die Mutter immer wieder fragte, ob denn ihre Tochter nun schon auf dem Pferd gesessen habe. Ich versuchte zwar, mich von diesen Erwartungen frei zu machen, hatte aber noch nicht so viel Erfahrung, dass ich völlig sicher mit der Situation umzugehen vermochte. Wie gewohnt putzte Doreen Assia mit aller Hingabe und erzählte ihr dabei schon von ihrem Vorhaben und dass sie sie ja nicht enttäuschen solle und genau wie sonst ruhig stehen bleiben müsse.

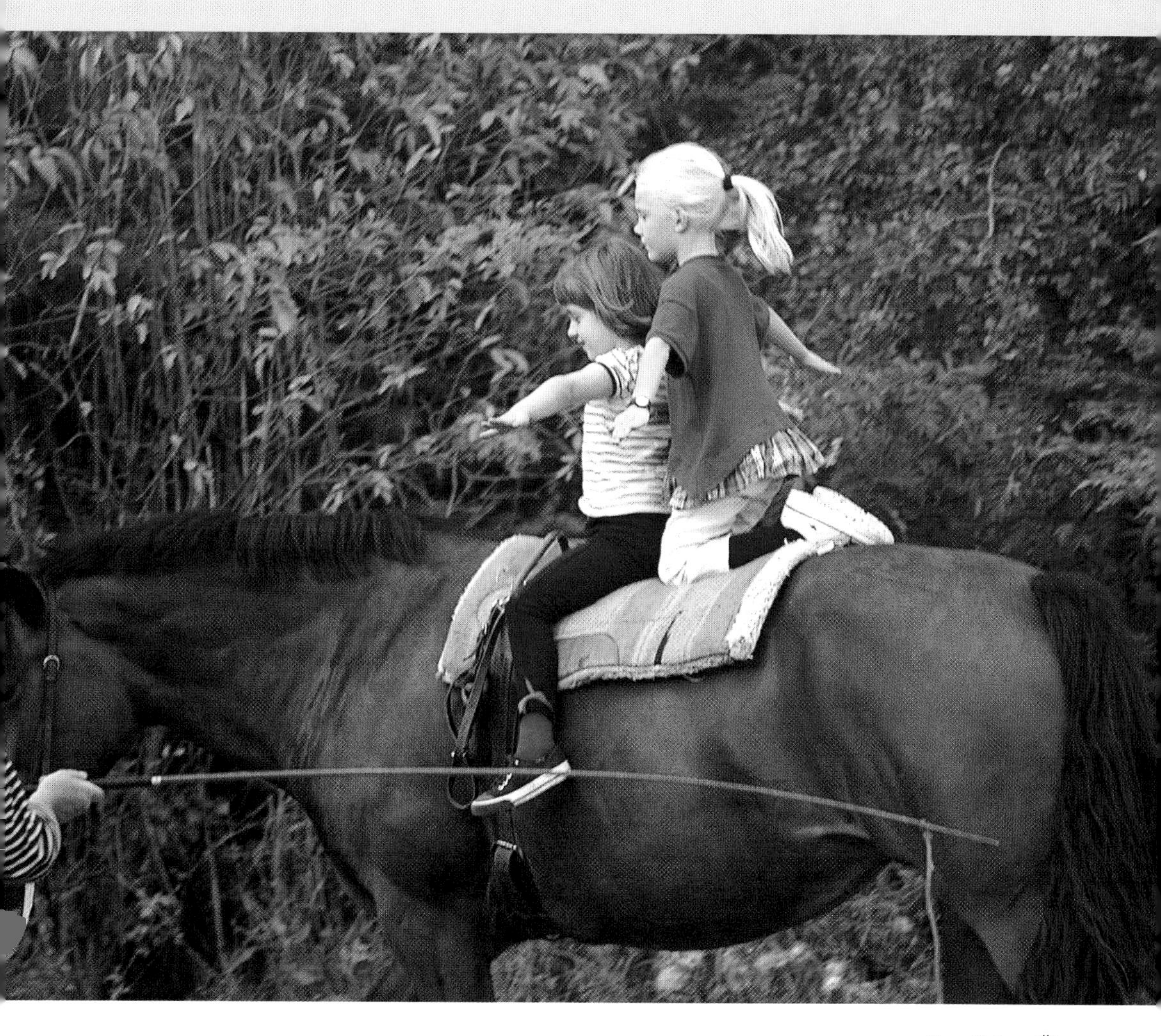

Komplizierte Übungen auf einem schwankenden Untergrund wie einem Pferd bedürfen der Bewegungsvorstellung, Bewegungsplanung und dann erst der Durchführung, die mit dem Üben immer vollkommener wird.

Das Holzpferd wollte Doreen diesmal auslassen, aber ich war mir sicher, dass der gewohnte Weg der bessere war. Dreimal übte sie, das Holzpferd zu besteigen und abzusitzen, dann stellten wir die Treppe an Assia. Ich hatte eine Helferin gebeten, beim Aufsteigen neben der Treppe stehen zu bleiben und Hilfestellung zu geben. Ich selbst war auf die andere Seite gegangen, um hier notfalls eingreifen zu können. Doreen fasste die Haltegriffe wie gewohnt und war dabei, das rechte Bein über den Pferderücken zu heben, als Assia sich etwas bewegte und die Treppe ebenfalls etwas wackelte.

Doreen fing an zu jammern, wollte den Vorgang abbrechen und war sofort den Tränen nahe. Ich ermutigte sie, noch einen Versuch zu unternehmen und gab der Helferin ein Zeichen, dass sie beim Aufsteigen beherzt zugreifen und das Kind notfalls auf Assia schieben sollte. Auf diese Weise gelang es uns, Doreen mit vereinten Kräften aufs Pferd zu hieven, anders kann man den Vorgang wohl nicht beschreiben, aber ich fand, wir hatten keine andere Wahl und auch wenn das Aufsteigen über lange Zeit eine Tortur blieb, so waren doch die Freuden, die Doreen auf dem Pferd genoss, weitaus größer. Zunächst lag sie nun an Hals und Brust des Pferdes geklammert auf Assia und war vor Schreck ganz starr. Ab und zu trat Assia von einem Bein aufs andere, was sie ebenfalls zu schrecken schien. Innerhalb von Minuten jedoch verwandelte sich der Schreck in Stolz und das Entzücken über den warmen, wohlriechenden Pferdeleib gewann die Oberhand. Assia wurde ob des festen Griffs ihrer Reiterin um ihren Hals etwas unruhig, so dass ich das Kind aufforderte, seine Hände zu lockern. Die unmittelbare Folge war, dass Assia ihre gewohnte Ruhe sofort wieder fand. Doreen lächelte und sie begann nun das Pferd von oben zu erforschen. Ich konnte sie gegen Ende der Stunde dazu bewegen, sich aufrecht hinzusetzen, um aus dieser Perspektive das Sitzen auf dem Pferderücken zu betrachten.

Das Absteigen hatte Doreen auf dem Holzpferd ebenfalls geübt. Vom lebendigen Gegenstück des Holzvierbeiners herunterzukommen, stellte eine neue Herausforderung dar. Letztlich kann ich Ihnen diese Prozedur nur mit den Worten „Augen zu und durch" beschreiben. Erst in den nächsten Stunden, als die Panik vor Bewegung weniger wurde, erinnerte sich Doreen wieder ihrer Absteigübungen vom Holzpferd. Die erste Zeit genügte es ihr, auf der stehenden Assia zu liegen. Dann führte ich das Pferd ein paar langsame Schritte. Doreens Aufgabe war es dabei, sich nur zu entspannen und sich wie „ein Pudding" über das Pferd zu ergießen. Ich ließ jeweils zur Unterstützung und Sicherheit meine Hand leicht auf ihrem Rücken ruhen. Allmählich entwickelte Doreen das Interesse aufrecht zu sitzen, zumal es ihr als großem, fülligem Mädchen sehr unbequem gewesen sein muss, so zusammengekauert mit liegendem Oberkörper auf dem Pferd zu sitzen. Von ihrer Angst vor der schwankenden Sitzhöhe lenkte sie sich dadurch ab, dass sie Assia ausgiebig streichelte und mit ihr sprach. So kamen wir langsam in Gang. Ich ging neben Doreen her, sicherte sie mit meiner rechten Hand am Voltigriff und gab ihr Sicherheit mit der linken am Fußgelenk.

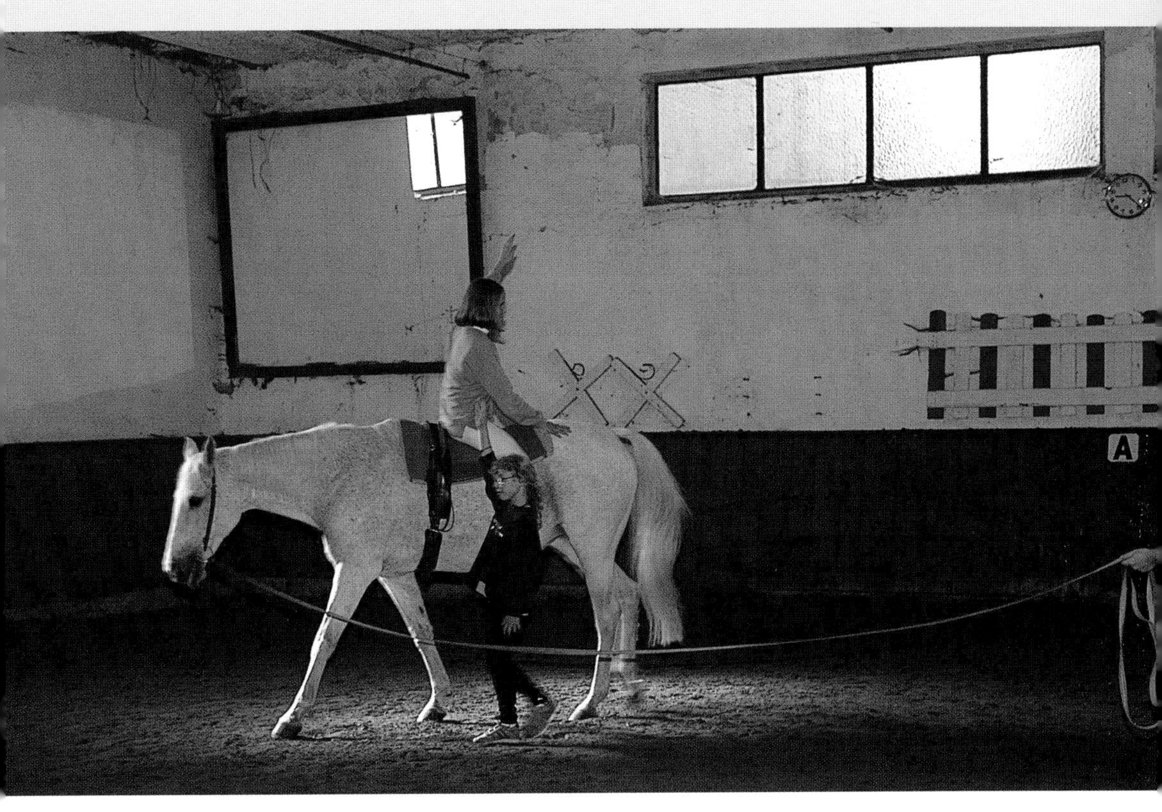

Gelungene Bewegungen machen stolz, sie fühlen sich leicht an und es tritt jene Bewegungsfreude ein, die uns zu neuen Taten anspornt.

Assia ging auf Zuruf und Schnalzen auf dem Hufschlag Runde um Runde im Schritt. Um auch hier die Überkonzentriertheit des Kindes auf die Bewegung des Pferdes zu durchbrechen, sprach ich mit ihr über scheinbar Beiläufiges: Wünsche, Ängste, die Schule, die Familie und anderes, stets das, was Doreen anbot. Der Gleichgewichtssinn arbeitete währenddessen auch so. Nach und nach stellte sich die Sicherheit in der Bewegung ein.

Das schreitende Pferd bewegt sich fast identisch mit dem gehenden Menschen. Fast identisch meint, dass der Vierbeiner noch eine zusätzliche Bewegungsvariante vollzieht, nämlich die einer Rotation, die dem menschlichen Gang nicht eigen ist. 90 bis 120 Bewegungsimpulse gibt das schreitende Pferd pro Minute an das menschliche Gehirn weiter. Bewegungsimpulse, die mit der Zeit zur Bewegungserfahrung werden und die dann Freude, Sicherheit und Vertrauen bewirken. Um aber die Impulse in eine Erfahrung umsetzen zu können, ist eine Vorstellung von Bewegung nötig. Diese Vorstellung gab ich Doreen, indem ich ihr von dem Mythos der Zentauren

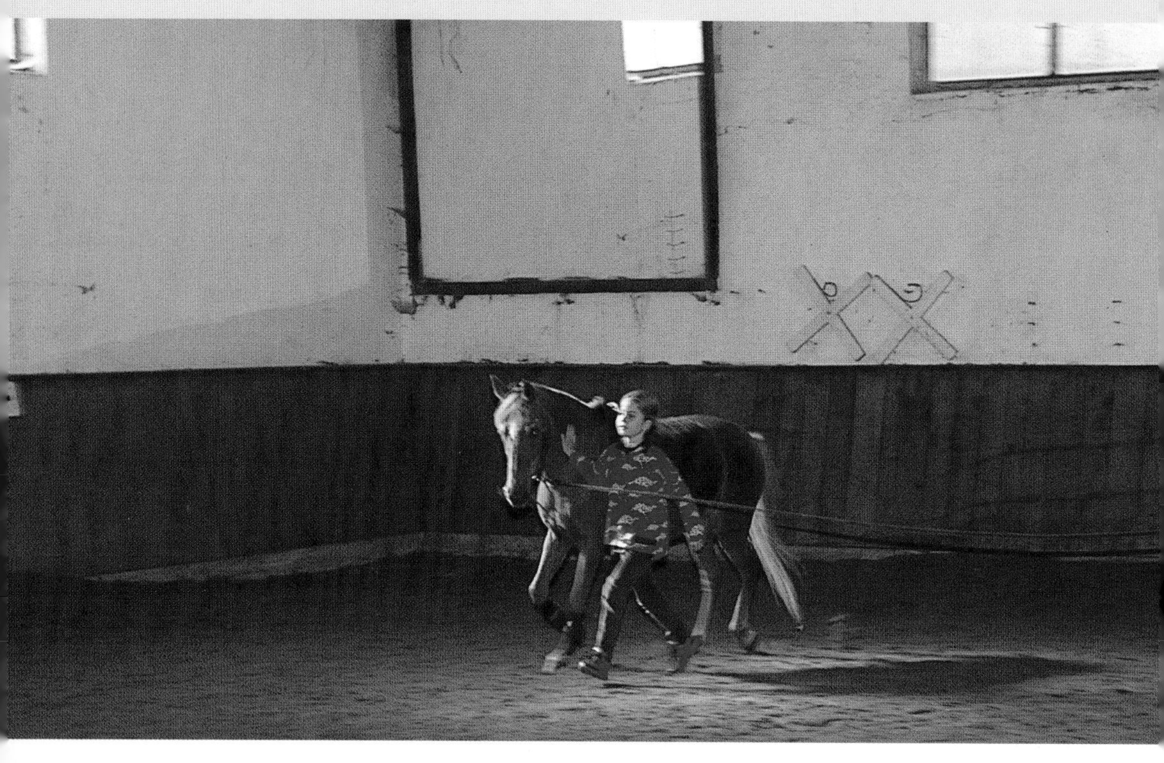

Wer an ein trabendes Pferd heranläuft, muss sich im Raum orientieren können, darf es nicht aus den Augen lassen, bis die Pferdeschulter erreicht ist. Das eigene Tempo und das des Pferdes müssen aufeinander abgestimmt sein. Selten ist es so leicht wie es dieses kleine Mädchen zeigt.

erzählte und ihr vorschlug, sich so halb Pferd, halb Menschengestalt mit dem Pferd zu fühlen. Die Zentauren interessierten Doreen sehr, so dass ich immer wieder auf die Sagengestalten zurückgreifen konnte, um ihr eine bestimmte Bewegung zu erklären. Die Aufgabe war immer die, sich wie Pferd und Mensch als verschmolzene Einheit in der Bewegung zu fühlen.

Es war ein reiner Nachhilfeunterricht für das Gleichgewichtsorgan in allen nur denkbaren Varianten, den wir über Monate vollzogen. Derweil konnte sich Doreen auch auf dem Boden freier bewegen. Im Führen des Pferdes hatte Doreen geübt, sich zu orientieren. Während sie zuvor aus Gründen der Bewegungssicherheit stets mit dem Blick auf den Boden gerichtet ging – sie brauchte die Erde als Bezugspunkt für die Augen – konnte sie den Blick mit zunehmendem Gleichgewicht auch in den Raum richten. Diese Übung fiel ihr zunächst sehr schwer und ich musste sie dann und wann erinnern, nicht auf den Boden zu blicken. Auch auf dem Pferd machten wir diese Übungen. Mit den Zügeln seitlich im Reithalfter verschnallt übte Doreen im Schritt reitend ein, dass – wenn Blickrichtung und

Bewegungsrichtung übereinstimmten – sie ein ins Auge gefasstes Ziel auch erreichen konnte. Verlor sie das Ziel aus den Augen, stimmte auch die Bewegungsrichtung nicht mehr und die ganze Aktion lief orientierungslos ins Leere. Dazu musste sie auf dem Pferd aktiv werden, aus der passiv sich tragen lassenden Rolle in die aktive, Tempo und Weg bestimmende Rolle schlüpfen.

Da ihr nicht alles, was dazu nötig war, auf Anhieb gelingen konnte, ging ich zunächst hinter dem Pferd her und trieb es im Schritt an, während Doreen lediglich die Aufgabe hatte, durch Gewichtsverlagerung und Anvisieren des Zieles die Richtung zu bestimmen. Dabei ritt sie in Westernmanier mit durchhängenden Zügeln in einer Hand. Doreen machte diese Übung größte Schwierigkeiten. Vor allem wollte es ihr einfach nicht gelingen, das ins Auge gefasste Ziel auch dort zu behalten. Stets schweifte ihr Blick ab und landete ganz woanders. Hätten das Reiten auf dem Pferd und der innige Kontakt zu Assia nicht eine so große Faszination auf Doreen ausgeübt, hätte sie wohl aufgegeben, denn manchmal schien es so als würde sie ihr Ziel nicht erreichen. So griff ich auf eine Übung zurück, die die Alexanderlehrerin Sally Swift in ihrem wunderbaren Buch „Reiten aus der Körpermitte“ (ein Muss für alle, die das Reiten bewusst durchdringen wollen) beschreibt: Die Übung der „weichen“ und „harten Augen“. Der „weiche Blick“ umfasst den gesamten menschlichen Blickwinkel, während der „harte Blick“ sich analysierend an einer Einzelheit „aufhängt“. Wichtig ist, beide Möglichkeiten zu beherrschen, denn die äußere Sicht zieht auch die innere Einsicht nach sich: Wer nur die Einzelheiten sieht, verliert den Blick für das Ganze, er verliert sich in Einzelheiten. Wer nur das Ganze in seiner Gesamtheit wahrnimmt, erkennt nicht die Elemente, aus denen es besteht, und kann so wie Doreen nicht zielstrebig vorgehen, da das Ziel nur Teilbereich des Ganzen ist. Mit den zwei unterschiedlichen Blickwinkeln werden die zwei Hirnhälften angesprochen, die rechte für die Ganzheitlichkeit, während die linke Hirnhälfte für das Analysieren zuständig ist. So trainierte Doreen, während sie an der Longe den weichen und den harten Blick übte, gleichzeitig das schnellere Zusammenarbeiten beider Hirnhälften. Hier haben Sie wieder ein Beispiel für die ganzheitliche Wirkung des therapeutischen Reitens. Auf diese Weise konnte Doreen ihr Orientierungsvermögen erheblich verbessern. Die Mutter musste sie nicht mehr bringen, sie kam allein, mit dem Bus und zu Fuß. Fast ein Jahr arbeitete ich mit Doreen nur im Schritt, dann wechselten wir das Pferd. Im Trab ging ich ähnlich wie im Schritt vor: Ich begann mit kurzen Reprisen, immer so lange, wie das Kind die aufrechte Sitzhaltung einnehmen konnte und dem Pferd nicht in den Rücken fiel. Ich gab ihr die Vorstellung vom Dauerlaufen, denn so lässt sich die Trabbewegung beschreiben, und übte mit ihr auch das Laufen auf dem Boden. Dazu hielt sie sich mit einer Hand am Haltegriff des Voltigiergurtes fest und lief im Trab neben dem Pferd her.

Dabei hatte sie die Aufgabe, die Pferdebeine genauestens zu beobachten und es Eileen gleichzutun. Auf dem Boden waren Doreens Bewegungen nach wie vor mühevoll und häufig mangelte es an einer gelungenen Koordination.

Auf dem Pferd hingegen entwickelte sie immer mehr Harmonie und Eleganz. Sie strahlte, wenn sie auf Eileen zunächst im Trab und später sogar im Galopp – eindeutig die größte Herausforderung für sie – ihre Bahnen zog. Zweieinhalb Jahre blieb Doreen beim HPV. Ihre Eigenständigkeit war mit der Erlangung des Gleichgewichts gewachsen.

Ihr zunehmendes Körperbewusstsein war mit einer Stärkung des Ichs einhergegangen. Die Familie erlebte dabei nicht nur positive Überraschungen. Doreen forderte für sich mehr Selbstständigkeit ein, was in der Familie zunächst auf Widerstand und große Ängste stieß. Auch ihre freiwilligen Betätigungen im Haushalt wurden nicht ohne Argwohn und Angst vor Chaos aufgenommen. Für die Familie war es eine rechte Herausforderung, mit den Lernschritten von Doreen zu wachsen und sie aus ihrer Rolle als „Behinderte" zu entlassen. Noch heute kommt Doreen ab und zu auf einen kurzen Besuch bei Eileen vorbei.

Dann steht sie bei der dunkelbraunen Stute im Stall und streichelt sie auf ihre sanfte Weise. Sie ist ein seltsames junges Mädchen mit einer hervorragenden Beobachtungsgabe und eigenwilliger Phantasie. Ihre starken Wahrnehmungsstörungen konnten wir mit Hilfe von Assia und Eileen erheblich reduzieren, ihre früheren chaotischen Eindrücke über die Welt haben ihre Spuren hinterlassen, die sie ein Leben lang begleiten werden. Eine frühere Wahrnehmungsschulung durch die heilpädagogische Arbeit am Pferd hätte mehr bewirken können.

Erfahrung Pferd

Wie Körper, Seele und Geist auf dem Pferd zusammenarbeiten

Von Zeit zu Zeit werde ich gebeten, einen Vortrag über die heilpädagogische Arbeit mit Pferden vor Studenten zu halten. „Was meinen Sie damit, wenn Sie uns sagen, das Pferd wirkt ganzheitlich?", fragte eine Zuhörerin. „Ist es denn nicht so, dass der Mensch immer als Ganzes reagiert und lediglich das analysierende Hirn ihn aufteilt?" „Ich bin völlig Ihrer Meinung", antwortete ich. „Gerade deshalb sollten therapeutische Angebote immer alle Facetten des Mensch-Seins ansprechen, die soziale, die körperliche, die seelische, die kognitive und auch seine geistige. Und Pferde tun dies. Als domestizierte Haustiere müssen sie zuverlässig versorgt und betreut werden und das erfordert und unterstützt soziale Fähigkeiten wie die Pflege von Kindern, Alten und Kranken. Als emotionaler Ice-Breaker spricht der pel-

ganzheitlich	analysierend
Sein	Haben
Passiv	Aktiv
Rechte Hirnhemisphäre	Linke Hirnhemisphäre
Mäandernd	Stromlinienförmig
Intuitiv	Rational
Geistesgegenwärtig	Programmiert
Prozessorientiert	Zielgerichtet
Klientenzentriert	Ergebnisorientiert

zige warme Pflanzenfresser unsere tiefen Seelenschichten an. Wahrnehmungs- und Sinnesschulung ist eine seiner Spezialitäten und die kognitive Entwicklung wird durch seinen motivierenden, auffordernden Charakter beflügelt. Auf der geistigen Ebene kann es uns als archetypisches Symbol, als schamanisches Krafttier oder im Sinne der Anthroposophie als dem Himmel zugewandtes Wesen ansprechen. Indem wir uns auf und mit dem Pferd bewegen, wird auch unser Inneres angerührt und in Bewegung gebracht, als wären es zwei Seiten einer Medaille. Den Unterschied zwischen der analysierenden und einer ganzheitlich ausgerichteten Therapie habe ich Ihnen stichwortartig skizziert.“

Koordinationsübungen als Mentaltraining

Voltigieren und Reiten sind Herausforderungen an die Fähigkeit zu koordinieren. Koordination, also körperliche Geschicklichkeit, Körperbeherrschung setzt immer einen Lernprozess im Gehirn voraus. Ein Bewegungsablauf will geplant, erfasst, verstanden, vorgestellt und ausgeführt werden. Je ausgereifter das Körpergefühl und -bewusstsein ist, umso eleganter und müheloser wird das Ergebnis aussehen. Planen, erfassen, vorstellen, verstehen sind Vorgänge, die im Gehirn stattfinden und die es damit trainieren und reifen lassen, das heißt mit der Schulung der Bewegung trainiert sich auch das Gehirn. Im HPV/R werden die Bewegungsanforderungen immer den individuellen Gegebenheiten des Kindes angepasst, die keiner Norm unterliegen.

Hinzu kommt, dass Reiten und Voltigieren beide Körperseiten und damit auch beide Hirnhemisphären gleichermaßen herausfordert. In unseren Breitengraden ist die linke Hirnhälfte und damit die rechte Körperseite die besser trainierte, sind Sie nicht auch Rechtshänder? Linkshirnig wird

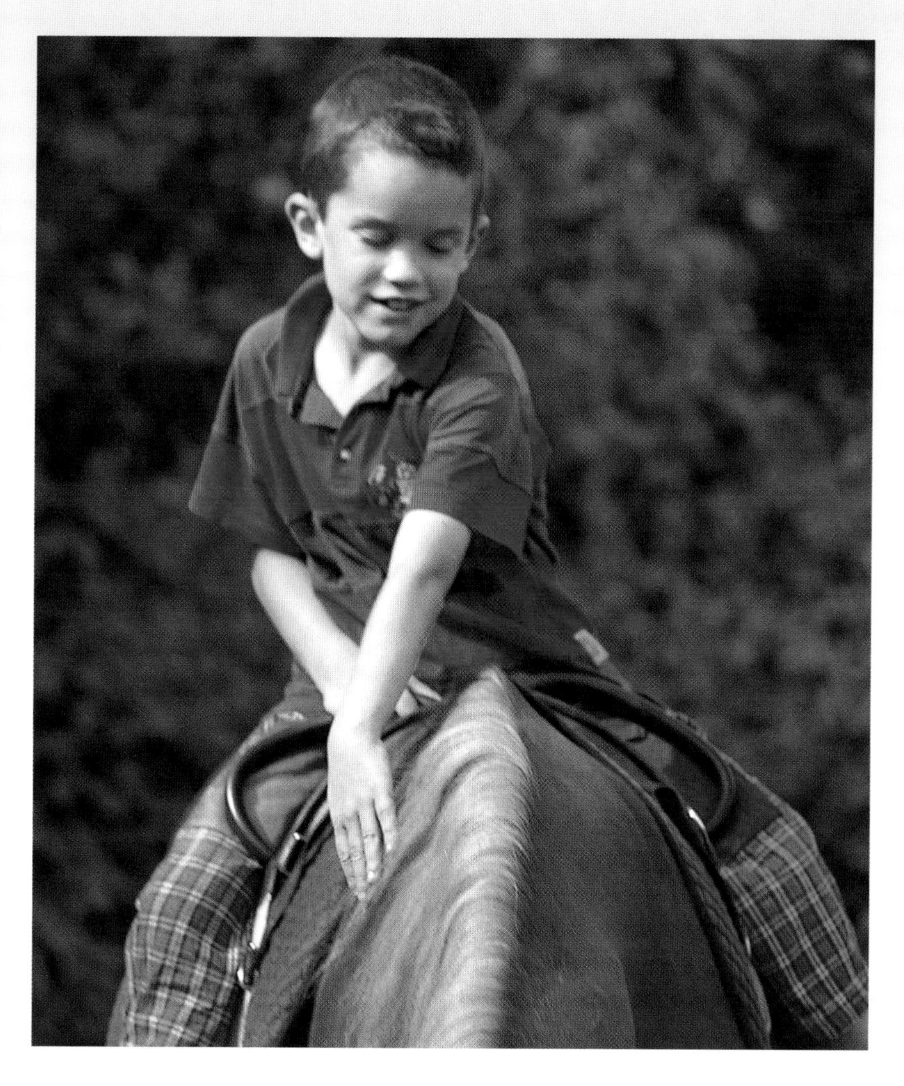

Hirngymnastik: Überschreiten des Balkens im Gehirn durch das Klopfen des Pferdes an der gegenüberliegenden Halsseite.

analysiert, ist die Sprache angesiedelt, sind Zeit und Bewusstsein gespeichert. Rechtshirnig ist unsere Intuition beherbergt, unsere bildliche Vorstellungswelt, das Unbewusste und unser ganzheitliches Denken, was sich in der linken Körperhälfte Ausdruck verschafft. Die beiden Hemisphären werden durch den so genannten Balken getrennt. Je häufiger der Balken überschritten wird und somit linke und rechte Hirnhälfte zusammenarbeiten, umso genialer ist das Ergebnis der zu bewältigenden Aufgabe. Das Überschreiten des Balkens geht auf der Körperebene mit dem Überkreuzen der Extremitäten einher. Voltigierübungen bieten dazu reiche Auswahl.

Taktgefühl im Schritt, Trab und Galopp entwickeln

Der Tanz der Pferde geht nach einer Melodie, die von drei verschiedenen Taktarten beherrscht wird, dem Schritt als Vierer-, dem Trab als Zweier- und dem Galopp als Dreier-Takt. Takt ist ein Ordnungsprinzip, das zur Zeit des Barock in die Musik eingeführt wurde. Ebenso wie das höfische, barocke Leben starken Regularien unterlag, wurde nun die Musik zergliedert in Instrumentalmusik, Lied und Tanz. Vormals gab es nur die Melodie, die gesungen, gespielt und getanzt werden konnte. Sie war meist der Natur abgelauscht. Der Gesang des Vogels, das Lied der Grille, das Brausen der Bäume im Wind und das Wispern des Grases, all das waren Naturmelodien, die den Menschen zu seinen Liedern inspirierten. Auch die Balztänze der Tiere scheinen sich nach einer geheimen wundervollen Melodie abzuspielen und waren Vorbild für den Tanz der Menschen. Der Reiter nimmt Einfluss auf den Takt, den das Pferd mit seinen Hufen schlägt, dadurch isoliert und analysiert er die einzelnen Gangarten und nimmt ihnen ihre natürliche Melodie. Andererseits können wir auf diese Weise die Eigenschaften des jeweiligen Taktes im HPV/R auf den Reitenden übertragen. Der Schritt als Viertakt hat eine beruhigende, konzentrierende Wirkung. Der Trab hingegen belebt und beschwingt und der Dreischlag des Galopps, bei dem sich das Pferd zu einem kleinen Sprung vom Boden ablöst, ist ermutigendes Wagnis und Höhenflug zugleich. Wir wählen also in der heilpädagogischen Arbeit mit Pferden die Gangart aus, die den Betroffenen in seiner gegenwärtigen Situation am besten unterstützt. Zu einem besonders schönen Erlebnis wird die Schulung des Taktes, wenn man die dazu passende Musik auswählt. Pferde sind musikalisch und arbeiten mit Musik, die ihre Gangarten unterstützt, besonders gerne.

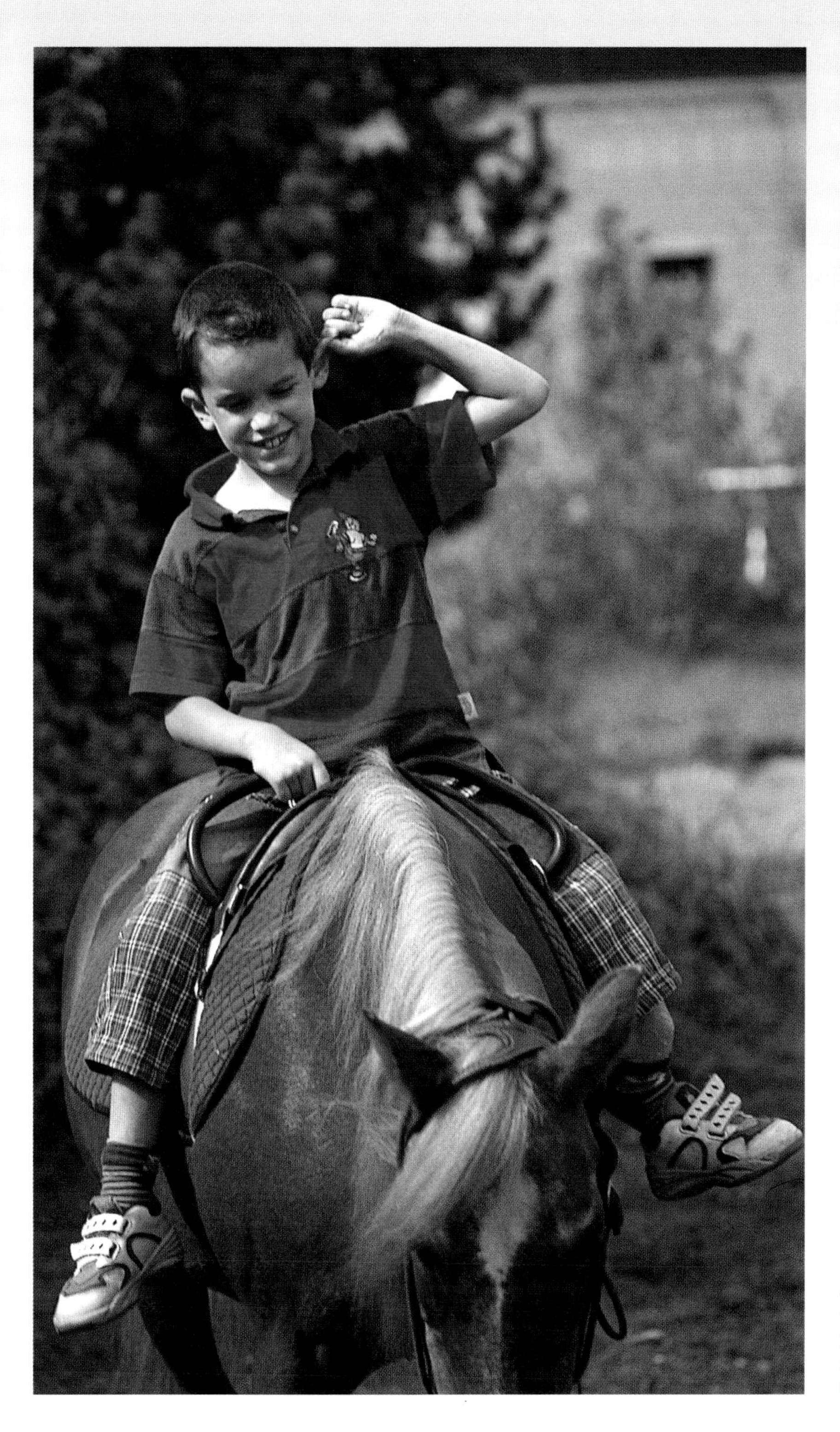

Jedes Kind reitet in der Gangart, die seine momentane Lebenssituation am besten unterstützt.

Rhythmus und Balance auf dem Pferderücken

Tag und Nacht, Ebbe und Flut, Frühling, Sommer, Herbst und Winter sind naturgegebene Rhythmen, die das Leben von Mensch und Tier bestimmen. Unser Herz schlägt im Rhythmus. Rhythmisch atmen wir ein und aus ohne darüber nachzudenken. Rhythmus ist unser Leben, ist archaisch, im Stammhirn angesiedelt. Menschheitsgeschichtlich ist Rhythmus älter als die Melodie, die in der Großhirnrinde ihren Platz gefunden hat. Rhythmus ist Fundament für die unbewussten, ständig wiederkehrenden Funktionen, die unser Leben erhalten. Aus dem Rhythmus geraten werden wir krank oder das Kranke macht sich unrhythmisch bemerkbar. Das aus dem Rhythmus geratene Herz mit seinen Herzrhythmusstörungen benötigt Hilfe von außen, den Schrittmacher, der die normalen Lebensfunktionen wiederherstellt. Was aus dem Rhythmus gerät, verliert seine natürliche Balance. So wie es dem hyperaktiven Kind und anderen, die durch ihr Verhalten auffallen, ergeht. Pferde rhythmisieren durch ihre gleichförmigen und doch immer wieder neuen und anderen Bewegungen. Sie sind Schrittmacher für ein ausbalanciertes Gemüt. Die Leichtigkeit und Eleganz der Balance ist Gradmesser für die gelungene Rhythmisierung des Reitenden.

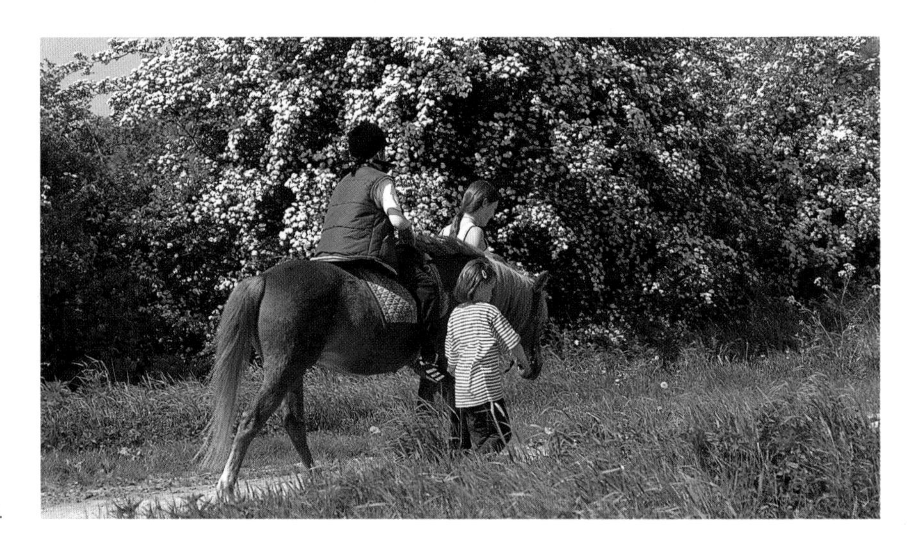

Reiten durch die Jahreszeiten wie hier im Frühling, wenn der Holunder blüht, rhythmisiert von außen.

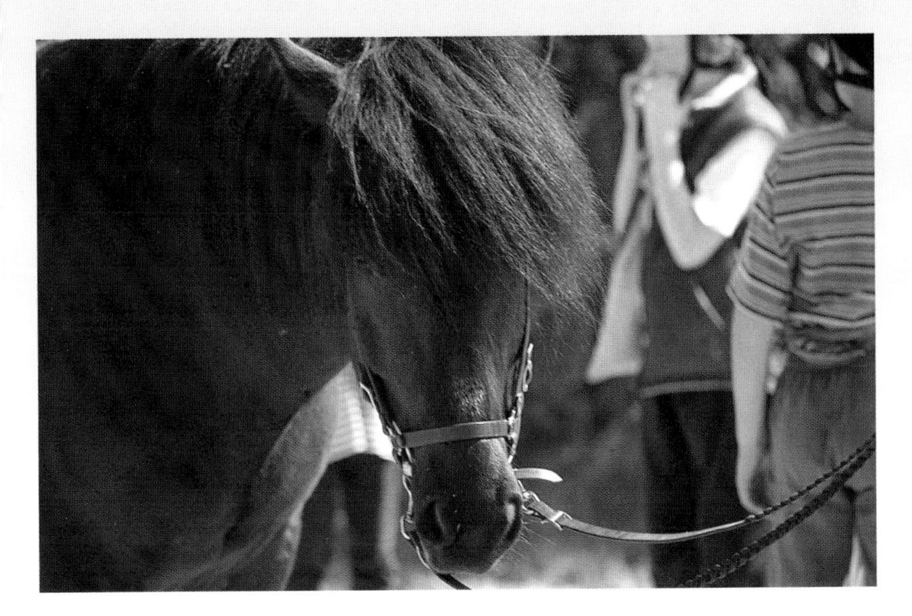

„Kann ich dir vertrauen?“ Die ewige Frage seit Pferdegedenken – überlebenswichtig für das scheue Fluchttier

Spiegelbild Pferd

Verhaltensänderung im Pferdekontakt

Pferde sind Meister im Lesen von Körpersprache. Kleinste muskuläre Zuckungen und Anspannungen oder eine leicht hängende Schulter sprechen Bände für sie. Körpersprache ist ihr Hauptkommunikationsmittel. Monty Roberts, der bekannteste aller „Pferdeflüsterer“, hat ein Leben lang die Körpersprache der Pferde studiert und daraufhin das Einfangen und Einreiten junger Mustangs völlig revolutioniert. Vom „Einbrechen“ des Pferdes, was schlicht bedeutet, dass man es so lange durch Nahrungsentzug und Schläge quält, bis es aufgibt, ist er zum Sprechen mit dem Körper übergegangen. Er vermittelt seinem Pferdegegenüber mit seinen Gebärden und seiner Haltung das Vertrauen und die Sicherheit, die das scheue Flucht- und Herdentier braucht, um ihm zu folgen. Nicht nur der wild lebende Mustang beherrscht die Sprache des Körpers aufs Genaueste, nein, auch seine domestizierten Artgenossen sind dieser Sprache mächtig. Es gibt eine Schlüsselfrage, über die Pferde sich artgemäß ständig unterhalten müssen: „Kann ich dir vertrauen?“ Als scheuer Pflanzenfresser und Beutetier ist das ihre existenzielle Frage.

Wollen Sie sich also einem **Pferd** nähern, um mit ihm umzugehen, müssen Sie schon via Körper signalisieren, dass es von Ihnen nichts zu befürchten hat. Wenn es Ihnen folgen soll, müssen Sie ihm körperlich so viel Vertrauen signalisieren, dass es seine Scheu überwindet. Das Verhalten des Pferdes kann für den aufmerksamen Menschen so wie ein Spiegelbild sein. Ist der Mensch aggressiv, wird das Pferd Reißaus nehmen. Ist er ängstlich, wird das Pferd ihm nicht folgen wollen, weil er als Herdenführer untauglich ist. Wo der Mensch nicht in das Pferd vertraut, vertraut der Vierbeiner auch nicht in den Menschen. Es gilt also, mit einem Vertrauensvorschuss zu arbeiten, etwas zu riskieren, mutig zu sein, so wie wir es alle im wahren Leben auch sein möchten. Das Pferd kann unter entsprechender Anleitung hierzu ein hervorragender Lehrmeister sein, gerade deshalb, weil es noch den kleinsten Widerspruch in uns wahrnimmt und nicht durch Sprache zu verwirren ist.

Die tragende Kraft der Pferde

Kinder in existenziellen Krisen

Getragen werden ist ein ursprüngliches, elementares Moment des Trostes und der Geborgenheit in der menschlichen Entwicklung. Es ist dem noch jungen Menschen, dem Säugling und Kleinkind vorbehalten, so lange bis er sich selbst tragen beziehungsweise laufen kann. Es beruhigt und erheitert das kleine Wesen, wenn es geschaukelt oder an den warmen Leib des Tragenden gedrückt wird. Zuweilen quietscht es vor Vergnügen. Der Schwerkraft enthoben, noch nicht ganz auf der Erde angekommen, fühlt es sich und das Leben noch leicht. Der rhythmische Herzschlag und die Wärme des Trägers beruhigen das Menschlein und seine Tragfähigkeit und Überlegenheit geben ihm Vertrauen. Es kann den Dingen umher aufmerksam lauschen, sich dem Wiegen und Schaukeln auf dem Arm hingeben oder einfach wegschlafen. Von ihm wird nichts erwartet, außer dass es heranwächst. Es ist noch unschuldig. Aber auch größere Kinder wollen manchmal noch auf den Arm, hauptsächlich dann, wenn sie ganz untröstlich sind. Und, mal ehrlich, auch wir Erwachsenen kennen diese Sehnsucht nach dem Getragenwerden, wenn alles zu schwer geworden ist, wenn uns das Leben mal wieder klein gemacht hat.

Pferde bieten uns die Möglichkeit, in den unerträglichen Momenten des Daseins den Trost und jene Geborgenheit auf ihrem Rücken zu finden, die wir brauchen, damit uns das Leben wieder erträglich erscheint. Die Tragkraft des Pferdes ist sein hervorragendes und außergewöhnlichstes Merkmal, das diesen Vierbeiner für die tiergestützte Therapie zu etwas ganz Einmaligem werden lässt. Vertreibung, Krieg, Verfolgung, Trennung von Eltern, deren Tod, Mord oder Selbstmord von Eltern und Geschwistern, sexueller Missbrauch, Sadismus und Gewalt sind Ereignisse, die das Ich des Kindes im Kern treffen, verletzen, zerstören. Sie stellen sein Leben direkt in Frage und bedrohen es. Opfer von gewaltigen Lebenseinschnitten brauchen Beistand, jemanden, der ihr Schicksal ein Stück weit mitträgt. Mit dem Pferd kann man diesem Bedürfnis auf ganz realer und elementarer Ebene nachkommen. Deshalb ist gerade in der Heimerziehung ein heilpädagogisches oder psychotherapeutisches Angebot mit Pferden wünschenswert. Aber auch ambulante Hilfen für Kinder, die Opfer von Gewalt wurden, sind notwendig. Eine fachlich qualifizierte Begleitung sollte in solchen Fällen selbstverständlich garantiert sein.

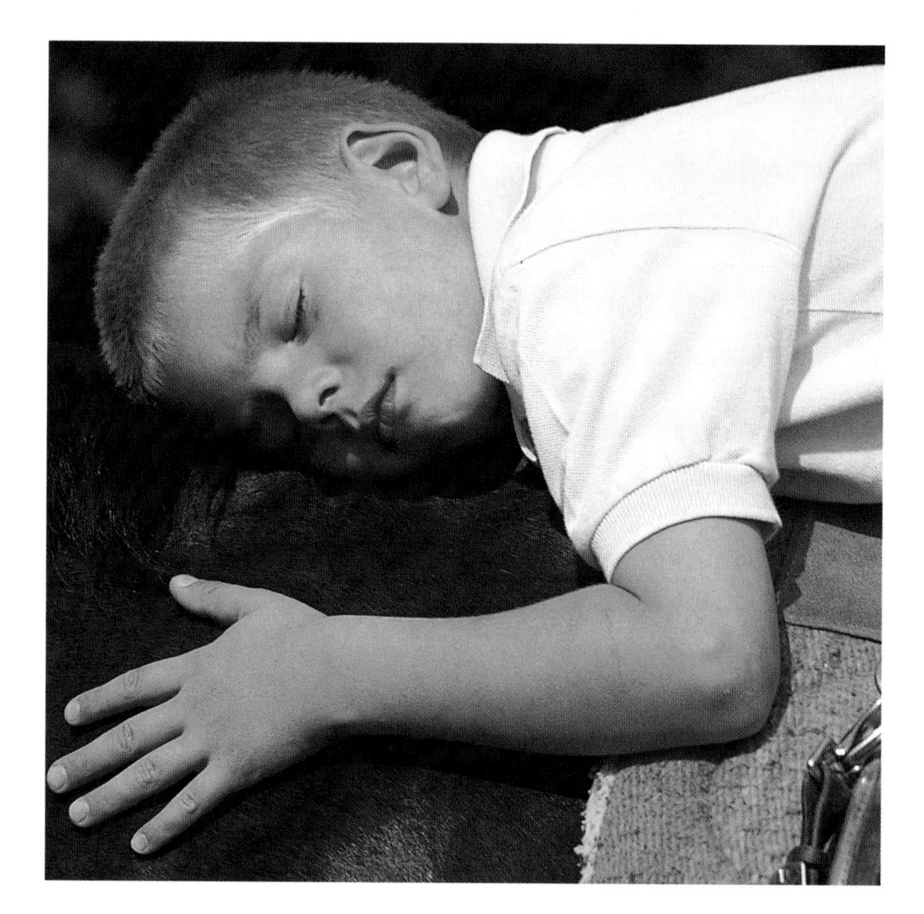

Pferde bieten uns in den unerträglichen Momenten des Daseins den Trost, den wir brauchen, um das Leben wieder erträglich zu finden.

Entwicklungsverzögerung - ein Kinderschicksal

Auch für entwicklungsverzögerte Kinder ist die Möglichkeit, vom Pferd wie auf dem elterlichen Arm oder im mütterlichen Bauch getragen und geschaukelt zu werden, ein großes Glück. Häufig entstehen Verzögerungen der Entwicklung durch frühe operative Eingriffe wie beispielsweise bei herzkranken Kindern oder durch eine zu frühe Geburt. Körperlich, emotional, intellektuell und motorisch sind die Kinder dann nicht altersgemäß herangereift, da ihre Entwicklung nachhaltig gestört wurde. Ernesto, genannt Ernstchen, wurde bereits am dritten Tag nach seiner Geburt und im Alter von fünf Jahren zwei Mal am Herzen operiert.

Er war ein zartes, blasses Kind, schüchtern und schreckhaft, als er zu mir kam. Aufgrund seiner Herzkrankheit und ihrer Begleitumstände kam es für Ernstchen zu einer gravierenden Verzögerung seiner Entwicklung. Seine feinen Bewegungsmöglichkeiten, die er zum Malen und Bauen im Kindergarten und später beim Schreiben in der Schule brauchte, waren genauso wenig ausreichend entwickelt wie die groben und großen Bewegungsabläufe, die zum Laufen, Springen, Spielen und bei jeder sportlichen Betätigung notwendig sind. Ernstchen fiel es schwer, den Worten die richtigen Gegenstände zuzuordnen und sich seinem Alter gemäß zu unterhalten. Seine sprachlichen Äußerungen hatten immer etwas Kurioses und entbehrten nicht einer gewissen Komik. So meinte er beispielsweise während eines Ausrittes zu mir „Da, ein Adler!“ während er auf einen Hasen zeigte. Seine Leistungsmöglichkeiten seien im Sinne einer Lernbehinderung beeinträchtigt, diagnostizierte ein sozialpädiatrisches Zentrum. Ernstchen war ein ausgesprochen lieber kleiner Junge. Gottergeben tat er alles, was man ihm auftrug, soweit es ihm möglich war, wobei zunächst nicht sehr viel möglich war. Ernstchen hatte Angst vor dem für ihn großen Pferd Assia, war aber zu schwach, um lautstark zu protestieren, so wie es andere Kinder getan hätten. Ernstchen wurde nur sehr still und dicke Tränen rannen über sein blasses Gesicht. So suchten wir ein etwas kleineres dickes und von seinen Bewegungen her sehr weiches Fjordpony namens Tommy aus. Ernstchen mochte

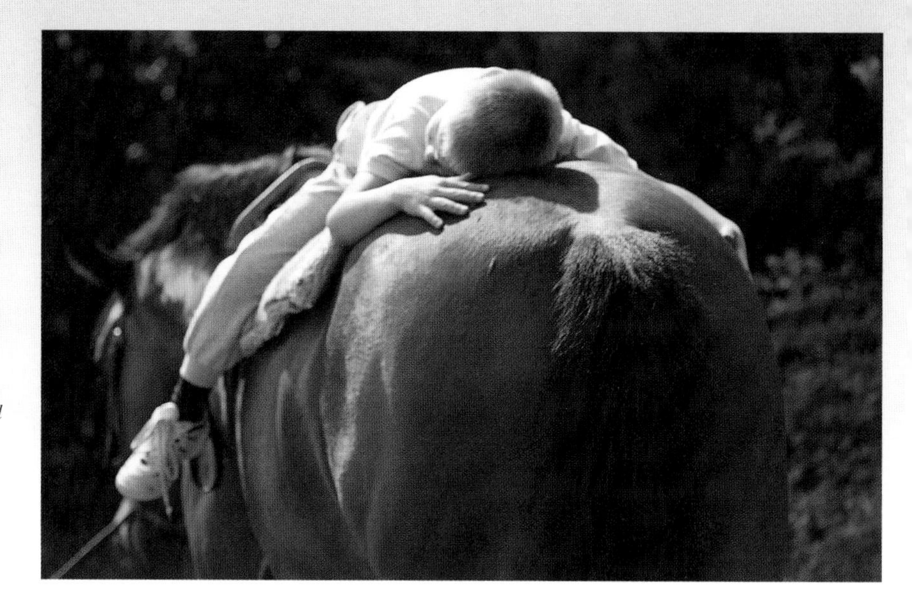

Wenn die Anforderungen von außen mal wieder zu groß sind und uns die Unerträglichkeit heimsucht, ist es eine unglaubliche Wohltat, weich geschaukelt und gewiegt zu werden.

es sofort. Mit seinen dunklen großen Knopfaugen, der lustigen schwarzweiß gestreiften Stachelmähne und der ansonsten hellbeigen Fellfarbe war Tommy ein besonderer Kinderliebling, der seinerseits Kinder sehr gern mochte. Erwachsenen gegenüber war er nicht so freundlich und setzte gern seinen dicken Kopf gegen ihren Willen durch. Tommys breiter weicher Rücken bot genau die Möglichkeit, die der kleine Blassschnabel brauchte: weich geschaukelt und gewiegt werden, zuverlässig getragen zu sein, ohne Angst haben zu müssen, dass etwas Unerwartetes geschieht oder schwerwiegende Anforderungen von außen auf einem lasten. Wie einen Mehlsack legte ich ihn quer über den Pferderücken und führte ihn Runde um Runde im Schritt. Woche für Woche machten wir das immer auf die gleiche Art, denn sitzen konnte Ernstchen auf Tommys Rücken noch nicht. Immer wieder brach die Aufrichtung des Kinderrückens zusammen, so dass das einzig Sinnvolle war, ihn sich legen zu lassen. Dem Kind machte es viel Freude, quer auf dem Pferderücken zu liegen und herumgeschaukelt zu werden.

Es lautierte vor sich hin, lachte oder brummte wie es ihm gefiel. Ich muss gestehen, dass es für mich die härtesten Wochen mit einem Kind beim heilpädagogischen Voltigieren waren. Es war mir klar, dass ich warten musste, bis der Junge von sich aus die Initiative ergriff, sich aufrecht auf den Pferderücken zu setzen, schließlich war er ja gerade dabei, sich auf Tommy etwas zu nehmen, etwas nachzuholen, was ihm durch sein Schicksal bislang verwehrt geblieben war und was er für seine Entwicklung dringend brauchte. Mir hingegen verlangte das Nicht- Tun, das Nicht-Eingreifen viel Geduld, meine ganze Disziplin und Vertrauen in die Richtigkeit meines Handelns ab. Nach einem halben Jahr wurde meine Geduld belohnt Ernstchen verlangte mit klarer Stimme „Ich will wie ein Cowboy sitzen." Mit der muskulären Aufrichtung des Rückgrats begann sich auch die Sprache zusehends zu entwickeln. Vor allem aber wurde über die vermehrten sprachlichen Äußerungen des Kindes deutlich, dass er auch unter einer Höreinschränkung leiden musste, die bislang in ihrer Auswirkung unentdeckt geblieben war. Für mich erklärte diese Entdeckung auch die deutliche Energielosigkeit des Kindes vor dem Reiten und die sichtbare Verbesserung, wenn er gestärkter und vitaler vom Pferd stieg. Nach Forschungen von A. A. Tomatis sorgt das Ohr beim Hören für die Energetisierung, die Aufladung der Großhirnrinde. Dieser obliegt vor allem der Ausdruck des Denkens in Form der Sprache und der Kreativität. Bis zu 60 Prozent dieser Energetisierung kann bei Hörbeeinträchtigten über Gleichgewichtsübungen aufgefangen werden.

Das fortwährende Schaukeln auf dem Pferderücken hatte für Ernstchen so nicht allein den Aspekt des frühen Geborgenseins und Getragenwerdens und damit des Erlangens von Trost und Vertrauen in die Welt. Ganz offensichtlich war die Entwicklungsverzögerung auch mit einer stärkeren Hörschädigung verbunden, die dem Kind zusätzlich den Zugang zur Welt erschwerte und der nun über Tommys Rückenschaukel neue Energie zufloss. Mit Ernstchen habe ich viele Ausflüge in die Natur unternommen. Während er sich auf dem Pferderücken durch die Gegend schaukeln ließ, haben wir allem, was uns begegnete, einen Namen gegeben – es war wie Vokabeln lernen – und so haben wir seinen Wortschatz enorm erweitert. Später hat er dann mit den Koordinationsübungen beim Voltigieren seine Geschicklichkeit deutlich verbessern können. Er wird immer ein zarter Mensch bleiben und die Verzögerung seiner Entwicklung nie ganz aufholen, aber er wird ein normales Leben führen können. Das hat er in nicht geringem Maße dem dickschädeligen Tommy zu verdanken, den ich durch die Ereignisse um Ernstchen erst zu schätzen lernte.

Die mittragende Rolle der Eltern

„... Eltern sein dagegen sehr" - Erziehungschaos

„Verzweiflung gehört zum Elterndasein.
Elternsein ist mühselige Bastelei.
Man sollte zufrieden sein, wenn Kinder und Eltern eine
Lösung finden, wenn sie in Kontakt treten und das
Ärgste mal wieder verhindert werden konnte."

Wolfgang Schmidtbauer, Psychoanalytiker,
Der Spiegel Nr. 37, 14.08.2000, S. 117

Auch wenn das HPV/R in unserem Falle ein therapeutisches Angebot für Kinder ist, so sind die Eltern immer am guten oder schlechten Gelingen mit beteiligt. Sie tragen den Prozess mit oder boykottieren ihn bewusst oder unbewusst. Schon eine abfällige oder flapsige Bemerkung in Bezug auf das Pferd drückt Missachtung oder Geringschätzung aus, die dazu führen kann, dass sich das Kind aus dem Kontakt zurückzieht, weil es ihn für unerwünscht hält. Andererseits kann Unterstützung und Bestätigung durch die Erziehungspersonen das Kind bei seinem Tun mit dem Pferd geradezu beflügeln. Erfolgsdruck und Erwartungen wiederum sind völlig kontraproduktiv. Meist sind die negativen Folgen, die das Verhalten der Eltern auf das Tun ihrer Kinder hat, weder beabsichtigt noch erahnt. Unsicherheit herrscht in der Erziehung vor. Zweifel nagt an gebeutelten Eltern und einfache Lösungen sind zu schön, als dass sie wahr sein könnten.

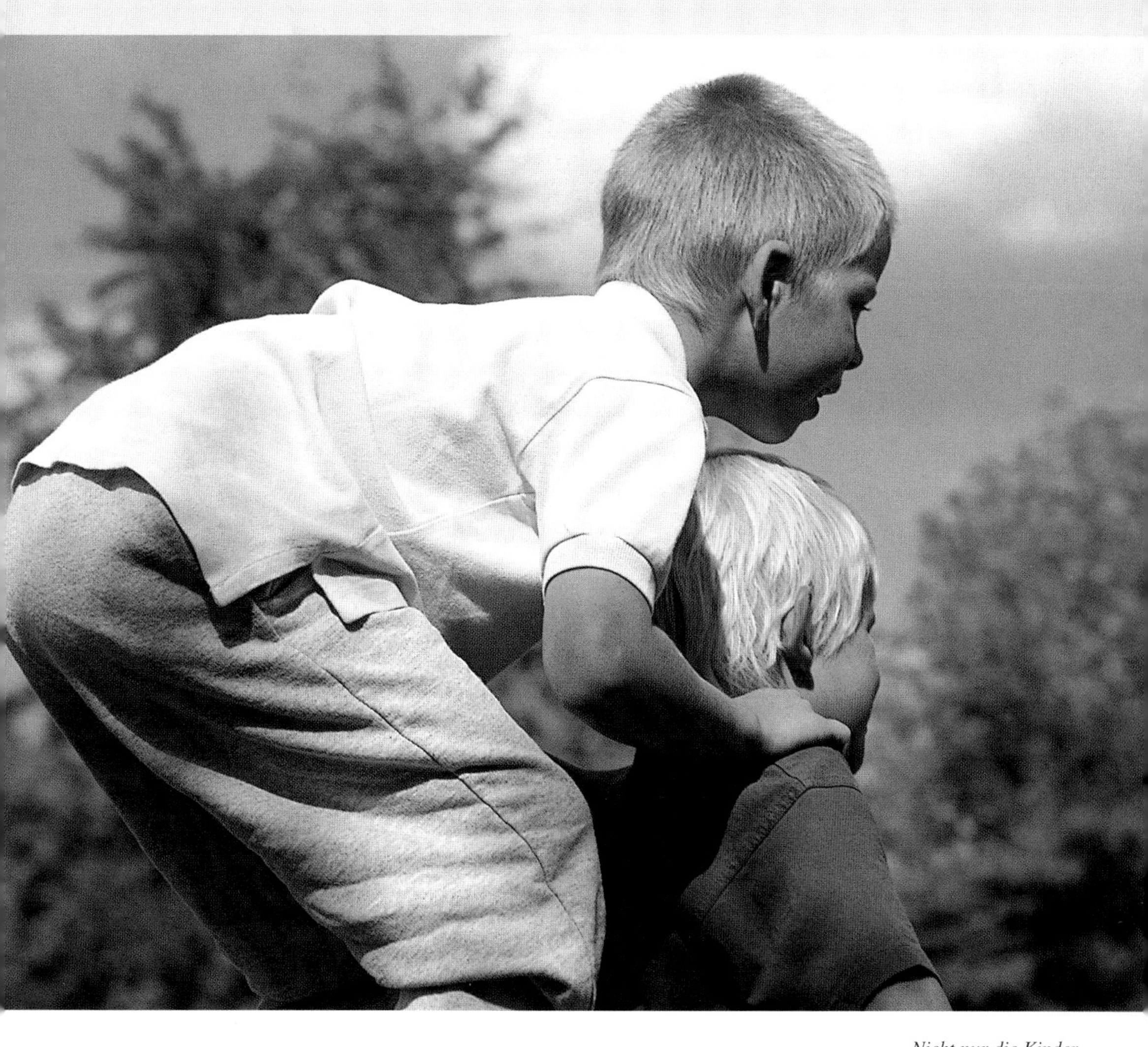

Nicht nur die Kinder balancieren auf dem Pferderücken. Erziehung heute ist ein Balanceakt geworden – holen Sie sich Unterstützung.

Weder das autoritäre Erziehungsmuster der Großeltern noch der antiautoritäre Stil der 68er sind Lösungen, die Kindesinteressen ausreichend berücksichtigen. Noch immer ist Erziehung Privatsache und was dabei herauskommt elterliches Risiko. Erziehung ist und bleibt aber das Fundament, auf dem Menschen ihr Leben aufbauen. Hier werden grundlegende Einstellungen zu sich selbst, zum Leben, zu den Mitmenschen und der Schöpfung überhaupt vermittelt. In diesem Rahmen wachsen Bindungen, die das Gefühl von Sicherheit und Geborgenheit schaffen und die helfen, Stress und Angst in einer komplizierter werdenden Welt zu bewältigen.

Der verwöhnende Charakter des technischen Fortschritts – Sie erinnern sich an die Kinder, die überall mit dem Auto hinfuhren und an Lasse, der alles bekam, nur keine Zeit mit seinen Eltern – führt zu einem grenzenlosen Konsum- und Verwöhnanspruch. Technologischer Fortschritt zielt immer auf Vereinfachung und Verwöhnen ab, dass er aber verdummt und träge macht, scheint die wenigsten nachhaltig zu beunruhigen. Wenn menschliche Bindungen immer schwächer werden und das materielle Abspeisen der Kinder aus Mangel an Zeit oder Beziehungsfähigkeit an deren Stelle tritt, werden Kinder sich zunehmend auf sich selbst verlassen, um ihrer Lebensangst Herr zu werden. Sie werden egozentrisch darauf achten, dass sie alles im Griff haben, und werden nie die selbstverantwortlich und sozial kompetent handelnden Menschen, die wir uns wünschen und die wir für eine gemeinsame Zukunft so dringend brauchen.

Kinder brauchen tragfähige Beziehungen zu ihren Eltern, Geschwistern und Freunden. Sie brauchen Gesprächs- und Lebenspartner, die ihnen aber auch Grenzen zeigen. Die grenzenlose Freiheit ist ein grenzenloser Un-Sinn – sie ist jedes Sinns entleert. Seien Sie mutig und suchen Sie sich für den Balanceakt Erziehung Unterstützung und Orientierung, wenn es sein muss, bei Erziehungsberatungsstellen, Psychologen oder Pädagogen. Debattieren Sie wieder über Erziehung mit Freunden und Bekannten und glauben Sie nicht, dass man Erziehung einfach können muss. Stellen Sie sich maßlosen Konsumansprüchen entgegen und setzen Sie Ihren Kindern Grenzen, wo es Ihnen notwendig erscheint, ohne lieblos zu werden. Das Buch „Kinder brauchen Grenzen" von Dr. J. U. Rogge kann dabei eine wertvolle Hilfe sein.

Von Schuldgefühlen und schlechtem Gewissen

Warum es Eltern schwer fallen kann, sich Unterstützung zu suchen

Als ich mit einem Bekannten, der sehr interessiert an der therapeutischen Arbeit mit Pferden ist, über dieses Buch sprach, fragte er mich bezüglich des Titels „Kinder mit Pferden stark machen", „Glauben Sie, dass Eltern starke Kinder wollen? Für manchen klingt das vielleicht sogar bedrohlich!" Ich war verwirrt über seine Einlassung, musste ihm aber nach wenigen Minuten, in denen ich die Sache bedachte, zustimmen. Schon manches Mal war ein erfolgreicher Therapieabschluss dadurch vereitelt worden, dass Eltern unter unterschiedlichen Vorwänden den Vertrag gerade dann kündigten, wenn ihr Kind deutliche Fortschritte machte und die zunächst gewünschte Verhaltensänderung eintrat. In einem Fall erlebte ich, dass immer dann, wenn der Sohn deutliche Fortschritte in Bezug auf seine Selbstständigkeit machte, die Mutter ihn das nächste Mal nicht zum heilpädagogischen Voltigieren brachte. Als ich sie vorsichtig auf meine Beobachtung ansprach, stritt sie diesen Zusammenhang vehement ab und kündigte bald darauf den Vertrag, ohne dass ich den Jungen noch einmal sah. Versuche meinerseits, das Gespräch erneut aufzunehmen, ließ sie ins Leere laufen. Ihre symbiotische Beziehung zu dem kleinen Jungen war so stark, dass sie nicht in der Lage war, sie aufzugeben. Hin und wieder beklagen sich Eltern darüber, dass ihre Kinder beispielsweise im Zuge ihrer gesteigerten Wahrnehmungsfähigkeit mutiger und kühner werden und sie nun Angst um sie haben müssten. Auch der stärkere Bewegungsdrang und Unternehmungsgeist einzelner Kinder, den sie im Verlauf des heilpädagogischen Prozesses am Pferd entwickeln, bereitet manchem Elternpaar Ungemach statt Freude. Noch größer wird das elterliche Unbehagen, wenn der Sprössling beginnt, einen eigenen Standpunkt einzunehmen, der dem der Eltern diametral entgegensteht. Die Geister, die man rief, möchte man nun

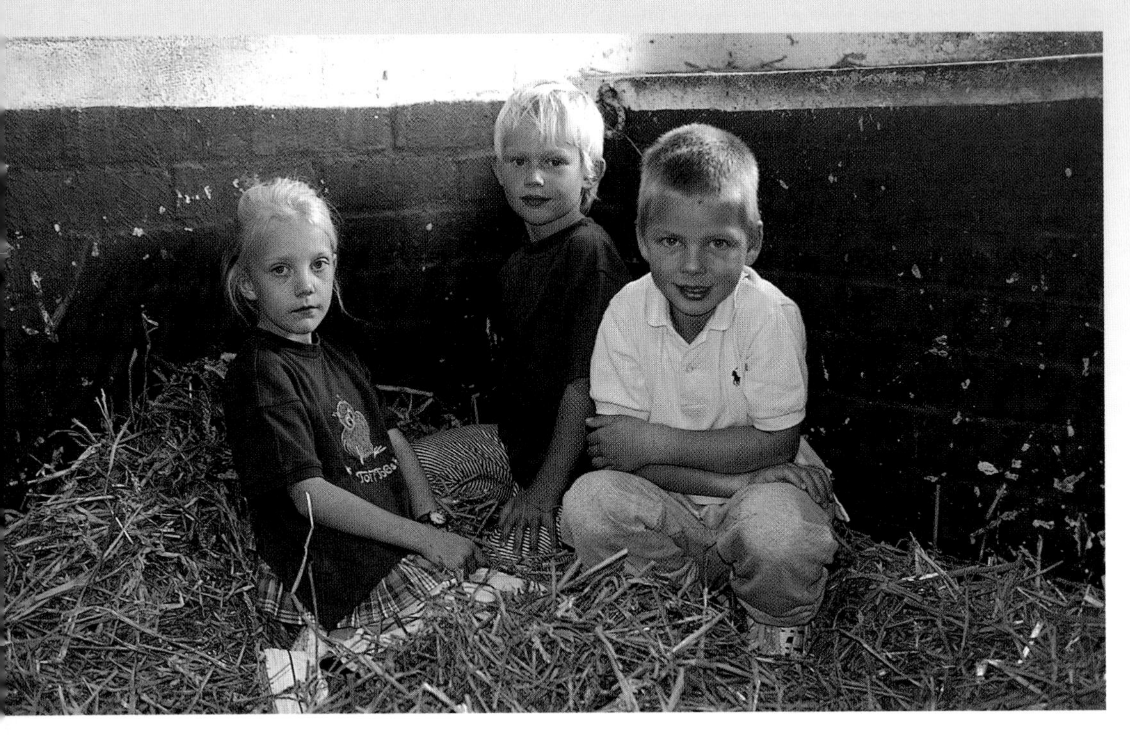

Starke Kinder oder Angsthäschen? Was wollen Eltern?

am liebsten wieder fortschicken. Gönnen diese Eltern ihren Kindern letzterdings keine wirkliche Heilung oder positive Entwicklung? Möchten manche Eltern ihre Kinder lieber behindert, verhaltensauffällig oder wahrnehmungsgestört? Wollen Eltern also schwache Kinder?

Wenn es so wäre, würden sie die Kinder nicht dorthin bringen, wo ihnen geholfen werden kann. Sie würden spätestens an der Kostenhürde verweigern und ihren Kindern diese Möglichkeit gar nicht eröffnen. Hier tut sich ein Zwiespalt auf, in dem sich alle Menschen befinden, den aber manche Eltern nicht ohne Hilfe von außen im Sinne ihrer Kinder lösen können. Wir alle teilen das Schicksal, dass die Liebe zu unseren Kindern mit der Angst vor Verlust einhergeht. Wir wissen, dass uns die größere Freiheit unserer Kinder Furcht bereitet und dass ihr Heranwachsen mit der Trennung von ihnen verbunden ist. Ein anderer Aspekt ist der, dass Familien eingespielte Systeme sind. Jedes System wehrt sich gegen Destabilisierung, gegen drohendes Chaos, egal welche Qualität das System für die einzelnen Beteiligten hat. Denken Sie an Doreen. Doreen, die ihr Gleichgewicht auf Assia fand und deren Familie sie nur schwer aus der Rolle der Behinderten entlassen

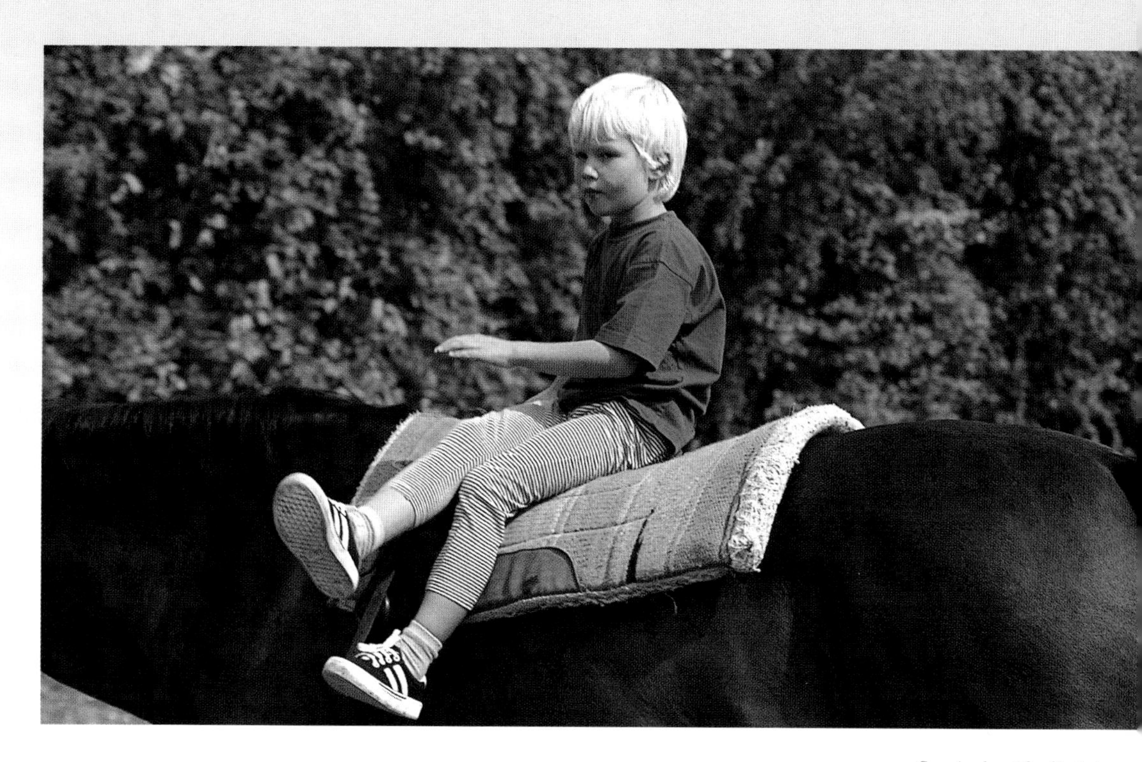

So wie das Pferd trägt, müssen auch Eltern den Prozess in der heilpädagogischen Arbeit mittragen. Sie müssen Veränderungen auch in ihrem Leben zulassen.

konnte. Alle waren darauf eingespielt, sie zu bedienen, besondere Rücksicht auf sie zu nehmen, sie hin und her zu chauffieren, für sie zu entscheiden und sich sogar für sie zu schämen. Was tun, wenn diese Rollen nicht mehr gefragt sind, wenn vorher gebrauchte Fähigkeiten und zeitliche Ressourcen brachliegen? In diesem Fall kann eine systemische Familientherapie helfen, dass die Beteiligten eine sinnvolle neue Ordnung für sich finden und die freien Ressourcen für sich neu nutzen. Kinder stehen ihren Eltern meist mit so großer Loyalität zur Seite, dass sie selbst auf eine positive Entwicklung verzichten, wenn sie befürchten, ihre Eltern damit in Schwierigkeiten zu bringen. Soll aus der heilpädagogischen Arbeit mit dem Pferd für das Kind wirklich etwas Gutes werden, müssen Eltern der damit verbundenen Entwicklung ihres Kindes offen und positiv gegenüberstehen. So wie das Pferd trägt, müssen auch Eltern diesen Prozess mittragen und Veränderungen in ihrem Leben zulassen, die der Entwicklung ihres Kindes gerecht werden.

Da wo es Eltern nicht gelingen will, ihre Angst vor der Veränderung in ihrem Leben und dem Leben ihrer Kinder zu bewältigen, ist therapeutische Hilfe und nicht Schuldzuweisung gefragt.

Mutter-Kind-Reiten

Vera war ein sehr zartes Mädchen, das immer verheult aussah, auch wenn sie gar nicht weinte. Ein Windhauch hätte sie problemlos umgerissen. Ihre Stimme war klagend und tränendurchtränkt, wenn die Mutter sie im Reitstall abgab und fortging. Verloren und frierend stand die Sechsjährige herum, unfähig, auf die Kinder ihrer Gruppe zuzugehen. Sobald ich sie auf den Pferderücken setzte, legte sie sich hin und lutschte abwesend am Daumen, während die andere Hand geistesabwesend das Pferdefell kraulte.

Den schaukelnden Wiegeschritt des schreitenden Pferdes schien sie zu mögen, da sie penibel darauf achtete, auch zur rechten Zeit aufs Pferd zu kommen. Das Ereignis selbst nahm sie ohne erkennbare Gefühlsregung hin. Erst wenn die Stunde vorüber war und die Mutter das Kind abholte, schien wieder Leben in das Kind einzukehren. „Mama!" schrie sie wie eine Ertrinkende und vergrub sich geradezu in ihrer Mutter, als wolle sie zurück in den Mutterschoß. „Jetzt hat sie mich wieder voll im Griff", flüsterte mir diese ungehalten zu. Mit der Entwicklung während der HPV-Stunden war ich nicht zufrieden, denn außer dass das Mädchen deutlich die körperliche Nähe des Pferdes suchte, gab es keine Entwicklung. Stumm wie ein Fisch mit großen wässrigen Augen schien sie nur auf die Rückkehr der Mutter zu warten. Wie so oft kam mir der Zufall zu Hilfe – ein Grund, warum ich nicht an Zufälle glaube. Als die drei übrigen Kinder der Gruppe einmal nicht kamen, bat ich die Mutter spontan, sich aufs Pferd zu setzen. Sie war wohl etwas entsetzt über meinen Vorschlag. Aber als sie die plötzliche Begeisterung ihrer Tochter sah, war sie dazu bereit. Als ich Vera anbot, sich zu ihrer Mutter aufs Pferd zu gehen, rutschten ihr sogar ein paar Worte aus dem sonst fest verschlossenen Mund. Vorn saß das Kind, dahinter die Mutter, der ich auftrug, das Kind ganz fest zu halten und ihm den Rücken zu stärken. So zogen wir wortlos durch die stille Reithalle. Die sanfte braune Lettenstute Eileen schritt ruhig neben mir her, während ich mit der rechten Hand das Fußgelenk der Mutter zu ihrer Beruhigung umfasste. Das Mädchen lehnte fest an seiner Mutter und schlief nach ein paar Runden aufrecht sitzend ein. Die Mutter begann still zu weinen. Als sie mir nach einer halben Stunde das nun wache Kind herunterreichte und selbst vorsichtig vom Pferd stieg, meinte sie „Das hat Vera immer gefehlt – eigentlich habe ich das immer gewusst. Jan kam zu schnell nach ihr, damit war ich einfach überfordert. Und dann hat sie mich überhaupt nicht mehr losgelassen. Im Kindergarten gab es ewig Theater, wenn ich fortging. Jeden Abend will sie in meinem Bett schlafen. Ich fühle mich wie aufgefressen von ihr. Ich bin vor der Nähe mit ihr davongelaufen." „Wieso konnten Sie die Nähe auf dem Pferd aushalten?" „Weil mich das Pferd auch getragen und gewiegt hat, da war ich nicht mehr so allein mit mir. Ich fühlte mich geborgen und stärker." Wir haben diese Situation noch ein halbes Jahr beibehalten. Dann wollte Vera zurück in die Mädchengruppe. Sie wirkte aufgeschlossener, selbstsicherer und fröhlicher. Die Mutter ihrerseits entschied sich für eine Psychotherapie.

Es gibt viele tragische Gründe, warum Mütter ihren kleinen Kindern manchmal nicht die körperliche Nähe und Zuwendung geben können, die zu einer gesunden Entwicklung notwendig wären: Krankheit, Drogenmissbrauch, Tod, materielle Not, ein eifersüchtiger Ehemann, Überforderung und vieles mehr. Das Pferd bietet die fantastische Möglichkeit, eine verloren geglaubte Gelegenheit noch einmal neu zu ergreifen und etwas Gutes für die Beteiligten daraus entstehen zu lassen. Mutter-Kind-Reiten wird vereinzelt in Erholungsheimen für Mutter und Kind oder in Kliniken zum Drogenentzug angeboten. Nach ambulanten Angeboten muss man sich durchfragen.

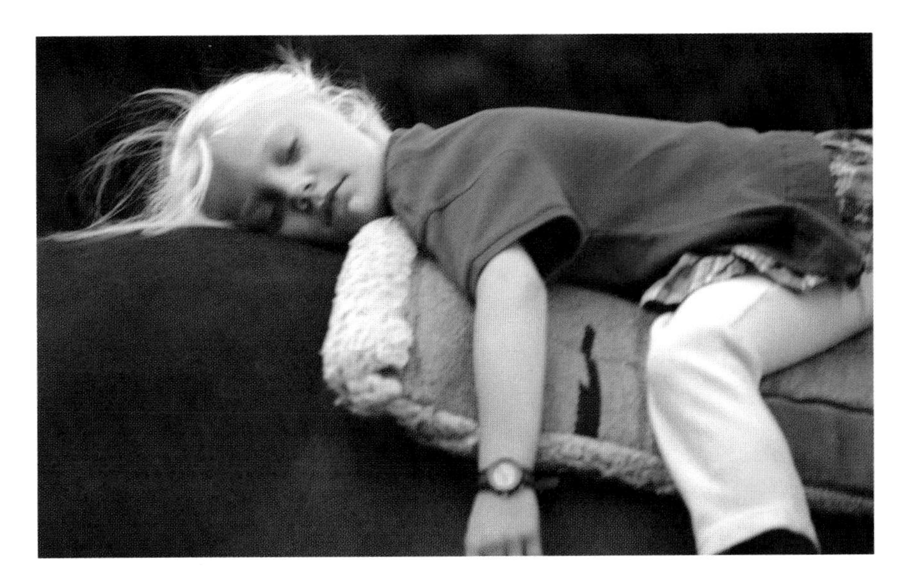

Für manche Kinder ist das Liegen auf dem Pferderücken zwar schön, aber um den Willen zur Aufrichtung zu entwickeln, brauchen sie ihre Mutter, die ihnen den Rücken stärkt.

„Mamatschi, kauf mir ein Pferdchen

Kinderwunsch Pferd und was Eltern dazu wissen müssen

Wo die Sehnsucht nach dem Pferd geweckt ist, wächst der Wunsch nach dem eigenen Glück auf vier Beinen. Bleiben Sie standhaft, liebe Eltern, wenigstens bis zum Ende dieses Kapitels.

- Pferde sind, wie Sie ja schon gelernt haben, scheue Flucht- und Herdentiere und friedliche Pflanzenfresser. Aus dieser Artenbeschreibung lässt sich der Umgang mit ihnen ableiten und der ist völlig anders als der mit Hund, Katze oder Mensch. Er muss zunächst erlernt werden.
- Pferde sind schneller, stärker und massiger als Menschen. Daraus ergibt sich ein hohes Unfallrisiko und das muss man eingrenzen können. In der Liste der Sportunfälle stehen die mit Pferden oben an, vor allem was die Schwere und nachhaltigen Folgen angeht.

Immer wieder fragen mich Eltern, deren Kinder längere Zeit beim HPV waren, ob es sinnvoll ist, dem Kind seinen größten und einzigen Wunsch nach einem eigenen Pferd zu erfüllen. Die Mutter ist bereit, ebenfalls umgehend mit dem Reiten zu beginnen, um die Tochter angemessen zu unterstützen und Papa zahlt sogar gern für alles, wenn denn nur alle glücklich sind. Meist enden solche Vorhaben tragisch. Entweder für die Menschen oder das Tier oder beide. Das große Glück findet sich auf diese Weise wie im Lotto – eben ganz, ganz selten. Schnell landen alle auf dem harten Boden der Tatsachen, der zuweilen auch der Hosenboden ist: Das brave Pferd, das man kaufte, ist auf einmal ziemlich zickig und schwierig im Umgang. Es hustet und ist leider nicht mehr umzutauschen. Das Reiten lernen ist für Muttern viel schwieriger als gedacht und das Kind von Schule und täglichem Reitstallbesuch hoffnungslos überfordert. Auch Papa zahlt nicht mehr gern, denn alles ist viel teurer als anfangs gedacht. Ein Pferd ist schnell gekauft mit unabsehbaren Folgen und Risiken für alle Beteiligten. Wie aber können Eltern mit dem Wunsch ihres Kindes nach einem eigenen Pferd konstruktiv umgehen?

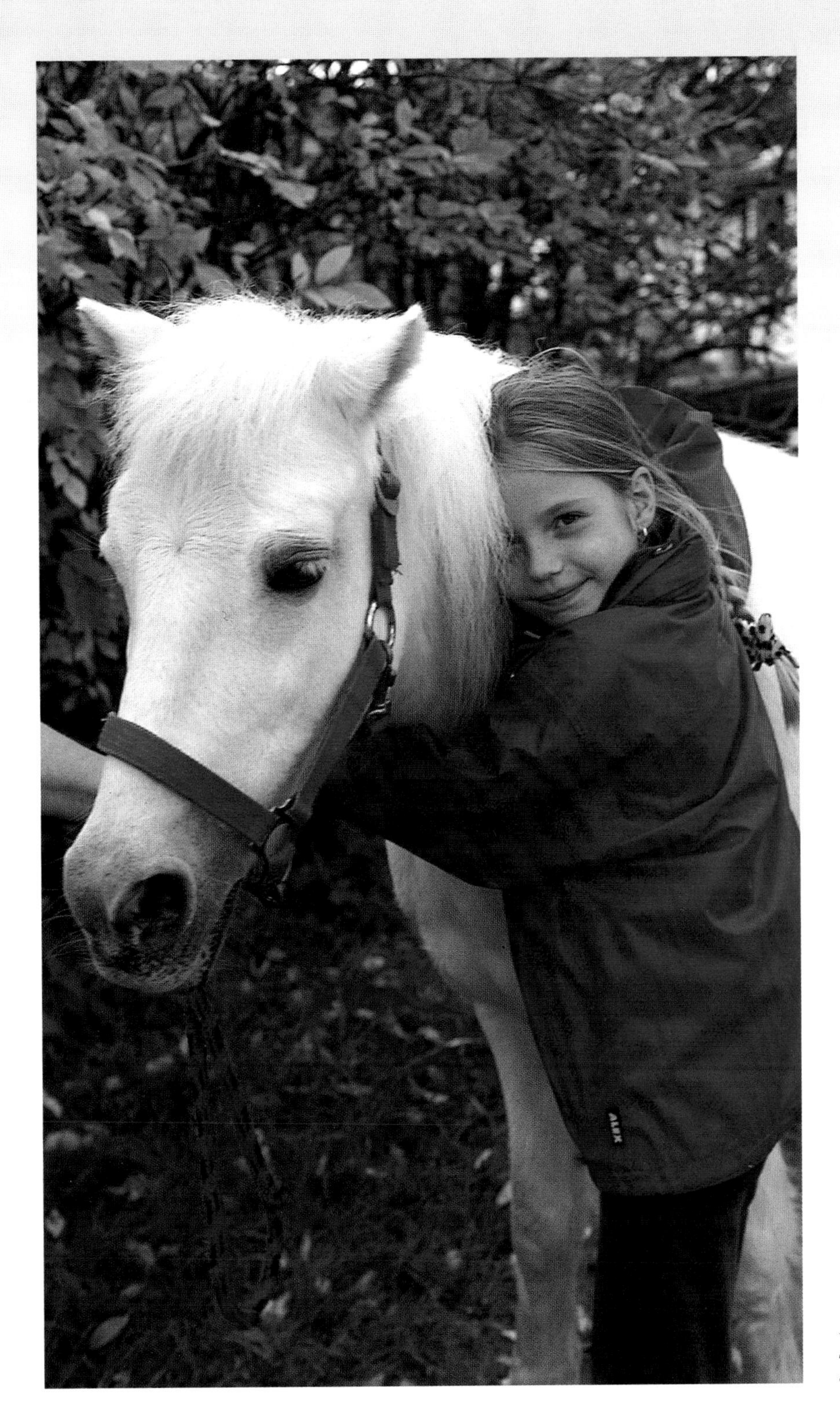

Kinder haben oft die Sehnsucht nach dem eigenen Pferd.

Das eigene Pferd sollte erst am Ende eines langen Weges der Erfahrung und des Lernens stehen. Gerade der Weg bringt Freude und Freunde.

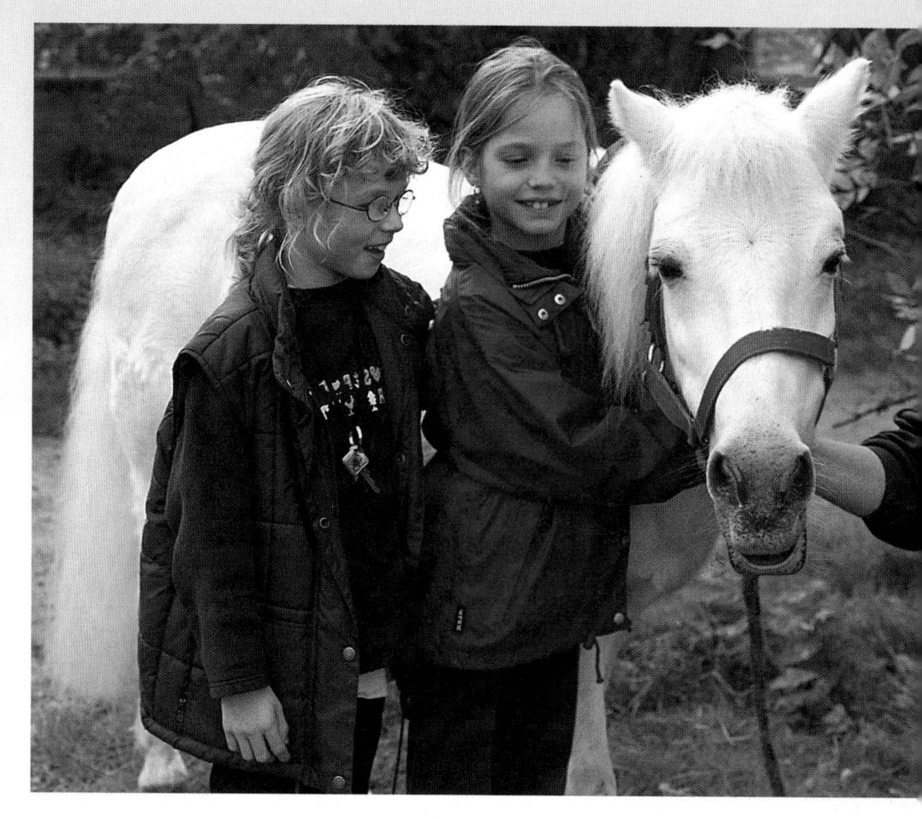

Klar muss sein, dass die Erfüllung des Wunsches am Ende eines langen Weges stehen wird. Ein Weg, der das Kind die Sicherheit im Umgang mit dem Tier und die reiterliche Kompetenz erlernen lässt und Ihnen einen realistischen Einblick in Kosten und Zeitaufwand gewährt. Geduld und nicht die schnelle Entscheidung ist gefragt, aber auch nicht die kategorische Ablehnung. Der Weg könnte beispielsweise so aussehen:

1. *Nach Beendigung des HPV/R wechselt Ihr Kind im Alter ab zehn Jahren in eine integrative oder normale Sportreitgruppe.*
2. *Bemühen Sie sich darum, dass Ihr Kind ein freundliches, ruhiges Pflegepferd regelmäßig zusammen mit ein bis zwei anderen Kindern regelmäßig versorgen und putzen darf. So wird Ihr Kind im Umgang mit Pferden sicherer und realistischer, was den tatsächlichen Arbeitsaufwand um das Tier herum anbelangt.*
3. *Ermöglichen Sie Ihrem Kind die Teilnahme an Reitkursen und Abzeichenlehrgängen, um sich reiterlich zu qualifizieren.*

4 *Als Jugendlicher ist eine Reitbeteiligung denkbar, das heißt man teilt sich mit einem Pferdebesitzer Arbeit, Vergnügen und Kosten am Pferd. Auf diese Weise kann der Kostenaufwand realistisch eingeschätzt werden.*
5 *Wenn alle diese Hürden genommen sind, suchen Sie sich einen kompetenten Pferdemenschen, der die reiterlichen Fähigkeiten Ihres Kindes solide zu beurteilen weiß und den kein eigenes finanzielles Interesse mit dem Kauf Ihres Pferdes verbindet und lassen Sie sich von ihm/ihr beraten.*

Wegen der großen Anstrengungen, der nachhaltigen Geduld und der Entbehrungen, die Ihr Kind für die Erfüllung des Wunsches nach dem eigenen Pferd auf sich nehmen muss, wird es den Tag, an dem es seinen eigenen Vierbeiner in die Arme schließen darf, nie vergessen, das Tier in Ehren halten und Ihnen dankbar für diesen Weg sein. Unter dem sollte der „geschenkte Gaul" meines Erachtens nicht zu haben sein, auch wenn Sie ihn sich leisten können.

Vor dem Kauf alles bedenken. Gerade aus einem Pony ist Ihr Kind bald „herausgewachsen". Was wird dann aus dem süßen kleinen Vierbeiner?

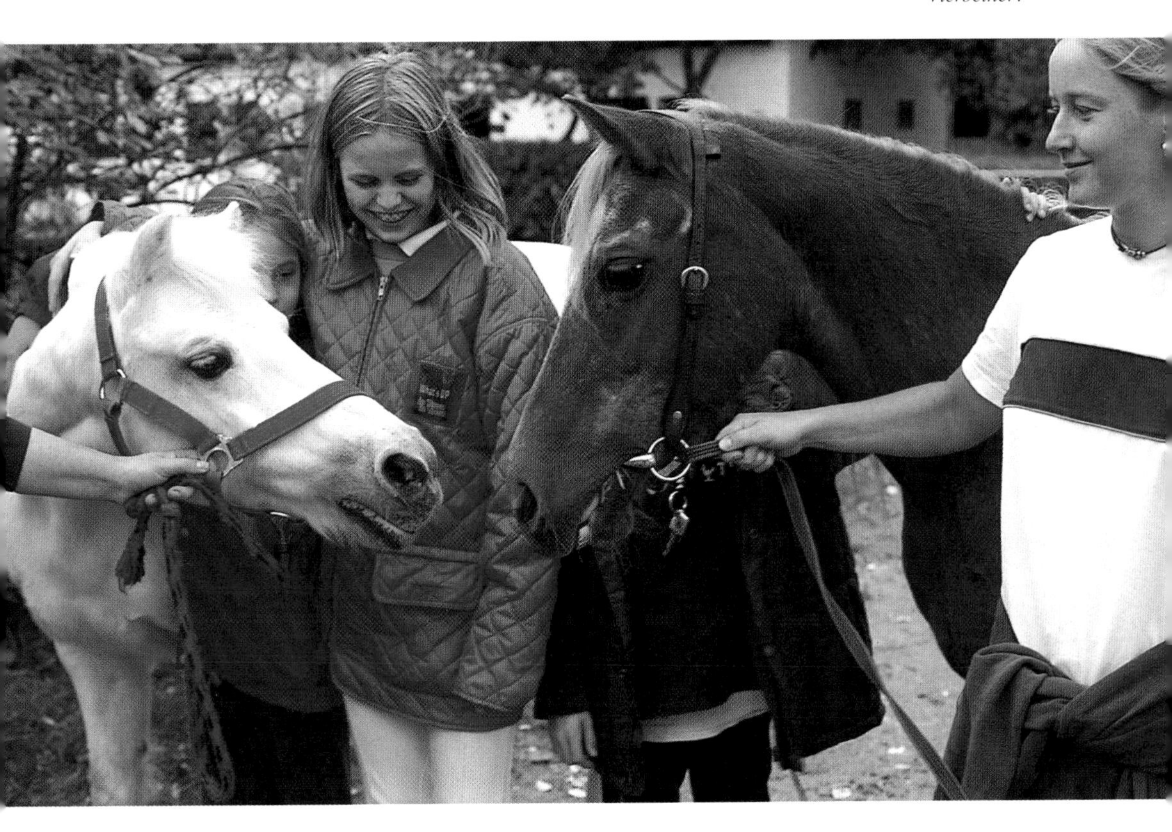

Qualitätsmerkmale und Kosten

Qualitätsmerkmale

Das Deutsche Kuratorium Therapeutisches Reiten ist der Hauptanbieter für die Qualifizierung von pädagogischen und psychologischen Fachkräften, die das heilpädagogische Reiten / Voltigieren anbieten. Hier wird seit 25 Jahren ausgebildet und der heilende Einfluss des Pferdes auf den Menschen erforscht. Das DKThR ist bei der Deutschen Reiterlichen Vereinigung (FN) angesiedelt, die federführend in der vorbereitenden reiterlichen Ausbildung zum Reit- oder Voltigierwart ist. Mittlerweile werden zusätzliche Trainerlizenzen für das Islandpferd oder Westernreiten anerkannt, deren Lizenzanbieter einer anderen Dachorganisation angehören. Eine abgeschlossene Ausbildung beim DKThR zum Reit- oder Voltigierpädagogen oder vergleichbare Abschlüsse sind heute für die meisten Versicherer Vorbedingungen für eine entsprechende Risikoabsicherung bei der therapeutischen Arbeit mit Pferden.Der hilfsbereite Mensch, der das behinderte Kind zum Dumpingpreis auf sein „liebes" Freizeitpferd setzt, handelt nicht nur fahrlässig, sondern ist fachlich in keiner oder nur geringer Weise qualifiziert und bietet keinerlei Risikoabsicherung. Die so genannte Tiergefahr, die vom Pferd ausgeht, kann nur durch qualifizierte Fachkräfte gering gehalten werden. Ebenso spielen die Haltung der Pferde (zum Beispiel Weidegang, geräumige, luftige Boxen), angemessene Fütterung und Ausbildung der Tiere eine wichtige Rolle bei der Beurteilung, ob der Anbieter des therapeutischen Reitens seriös ist. Wenn Sie sich also als Kunde für das therapeutische Reiten interessieren oder beispielsweise als Kinderärztin eine Empfehlung für das HPV/R abgeben wollen, sollten Sie sich an folgenden Qualitätsmerkmalen orientieren:

Checkliste für Qualitätsmerkmale

- Fachliche Ausbildung des Anbieters
  zum Beispiel ErzieherIn, ErgotherapeutIn, PädagogIn, SozialarbeiterIn oder SozialpädagogIn,
  PsychologIn, PsychotherapeutIn
- Reiterliche Zusatzausbildung
  zum Beispiel Reitwart FN, Voltigierwart FN
- Anerkannte reitpädagogische Zusatzausbildung
  zum Beispiel Reitpädagoge DKThR, Voltigierpädagoge DKThR
- Risikoabsicherung
  Versicherung der Pferde als Therapiepferde, Berufshaftpflicht für den Anbieter
- Zustand, Haltung und Ausbildung der Therapiepferde
  zum Beispiel Paddocks, Weidegang, Offenstallhaltung, geräumige, luftige Boxen

Leider gibt es keine zentrale Anlaufstelle, die jeweils über Angebote, Kosten und Kostenträger vor Ort informiert. Da hilft es nur, sich durchzutelefonieren. Beim DKThR können Sie eine Liste von Reit- und Voltigierpädagogen in Ihrer näheren Umgebung anfordern. Die Fachleute kennen meist praktizierende KollegInnen in Ihrer Umgebung.

Adresse:
Geschäftsstelle des Deutschen Kuratorium Therapeutisches Reiten
Freiherr-von-Langen-Straße 13
Tel. 0 25 81-6 36 21 94
Fax 0 25 81-6 21 44
48231 Warendorf

Und so erreichen Sie die Autorin: www.centaury.net

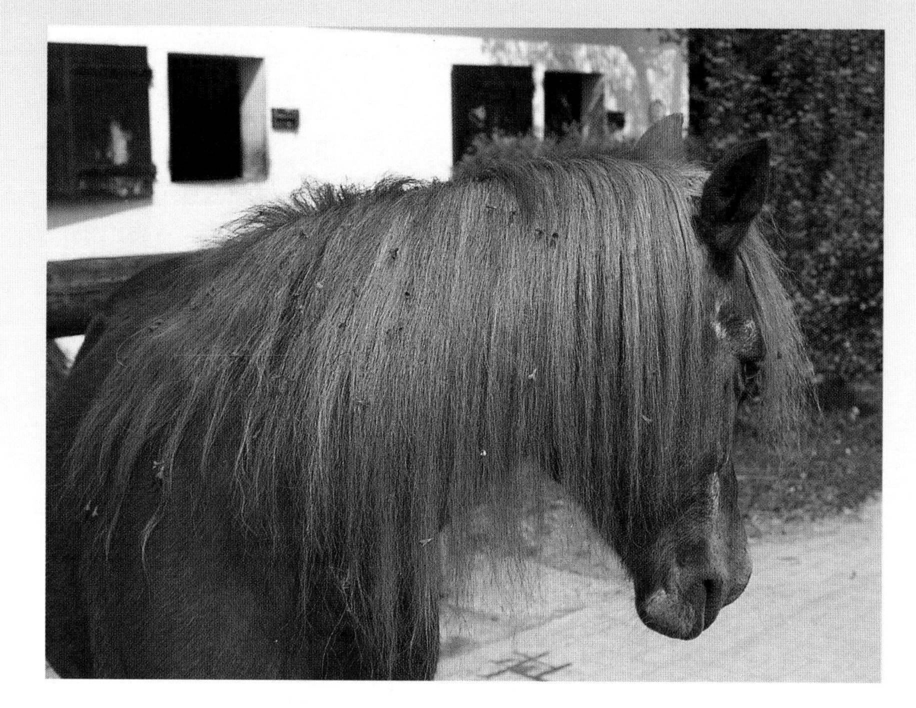

Das Drumherum spielt eine große Rolle. Haltung, Zustand, Pflege und Ausbildung der Pferde sind ebenso Qualitätsmerkmale wie die Qualifikation der Ausbilderin.

Kosten und Kostenträger

Im Zuge der Kosteneindämmung im Gesundheitswesen ist leider auch das heilpädagogische Reiten/Voltigieren aus der Liste der von Krankenkassen übernommenen Leistungen gestrichen worden. Zuvor wurden ebenfalls nur in gravierenden Ausnahmefällen die Kosten übernommen. Zum Teil übernehmen aber Sozial- und Jugendämter vor Ort die Finanzierung. Es ist also sinnvoll, hier zunächst eine Voranfrage zu starten, ob das jeweilige Amt die Kosten übernimmt.

Selbstverständlich wird hier nur Hilfe gewährt, wenn die eigenen Mittel nicht ausreichen und die Schwere der Beeinträchtigung des Kindes eine Hilfemaßnahme erfordert. In der allgemeinen kindlichen Frühförderung, dem Stärken der Kinder durch den Tierkontakt, ist eine finanzielle Beteiligung der Ämter nicht zu erwarten. Die Kosten pro Stunde liegen zur zeit zwischen DM 140,– und DM 200,– je nach Qualifikation des Anbieters.

Bei Gruppenangeboten teilt sich der Betrag entsprechend auf die Teilnehmer auf. So ergibt sich beispielsweise ein monatlicher Beitrag von DM 180,– bei vier Gruppenteilnehmern. Die Buchung von einmaligen oder wenigen Einzelstunden ist unsinnig. Das HPV/R ist als therapeutischer Prozess auf einen Zeitraum von rund zwei Jahren angelegt.

Vereinzelt gibt es Fördervereine, die finanziell schwachen Familien Kostenzuschüsse zur Therapie gewähren oder auch für ganze gesellschaftlich benachteiligte Gruppen die Förderung übernehmen. Wir haben beispielsweise den „Förderverein Centaury e.V., Verein zur Förderung der Therapeutischen Arbeit mit Pferden" gegründet. Über diesen Förderverein wurde eine ganze Gruppe von Sehbehinderten nunmehr zwei Jahre lang durch verschiedene Geldgeber gesponsert. Die Kinder selbst haben sich mit DM 5,–/h an den Kosten beteiligt.

Kontraindikationen

Ich empfehle und verlange auch von allen Eltern, die ihre Kinder zu mir zum HPV schicken, eine ärztliche Unbedenklichkeitsbescheinigung. Als Eltern sollten Sie in Ihrem eigenen Interesse den behandelnden Kinderarzt danach fragen. Es gibt nämlich durchaus Krankheitsbilder, die das Reiten und Voltigieren nicht erlauben.

Kontraindikationenliste

Floride Wirbelsäulenerkrankungen, zum Beispiel Morbus Scheuermann	Nicht
Multiple Sklerose im akuten Schub	Nicht
Skoliosen III. Grades	Bedingt
Coxarthosis deformans	Nicht
Pferdehaarallergie	Nicht
Medikamentös unzureichend eingestellte Anfallsleiden	Nicht
Kardinale Dekompensation	Nicht
Nicht beeinflussbarer Erethismus	Nicht
Adipoditas	Bedingt

Literaturverzeichnis

Tiere als Therapie, Sylvia Greiffenhagen, Verlag Knaur
Bruder Tier, Karl König, Verlag Freies Geistesleben
Der Mensch und seine Symbole, C. G. Jung, Verlag Walter
Karten der Kraft, Jamie Sams/David Carson, Verlag Windpferd
Der Stadt-Schamane, Serge Kahili King, Verlag Alf Lüchow
Das Pferd – reales Beziehungsobjekt und archetypisches Symbol, Michaela Scheidhacker in *Therapeutisches Reiten* 1/98
Heilpädagogisches Reiten/Voltigieren, Marie-Luise Gäng, Verlag Ernst Reinhard
Das Verschwinden der Kindheit, Neil Postman, Verlag Fischer
Bewegungs- und Koordinationsschwächen im Grundschulalter, Ernst J. Kiphard, Verlag Hofmann
Reiten aus der Körpermitte, Sally Swift, Verlag Müller Rüschlikon
Bausteine der kindlichen Entwicklung, Jean Ayres, Verlag Springer
Sinnesentwicklung und Leiberfahrung, Karl König, Verlag Freies Geistesleben
Der Klang des Lebens, Alfred A. Tomatis, Verlag Rowohlt
Die verwöhnten Kleinen, Der Spiegel, Nr. 33 (2000), 14.08.2000
Wie aus Streß Gefühle werden, Gerald Hüther, Vortrag Hanse-Wissenschafts-Kolleg, Delmenhorst, 5. 6.2000
Kinder brauchen Grenzen, Jan Uwe Rogge, Verlag Rowohlt
Befreite Bahnen, Paul E. Dennison,Verlag VAK